循证临床实践指南的研发与评价

王行环　主编

中国协和医科大学出版社

图书在版编目（CIP）数据

循证临床实践指南的研发与评价／王行环主编. —北京：中国协和医科大学出版社，2016.6

ISBN 978-7-5679-0546-7

Ⅰ. ①循… Ⅱ. ①王… Ⅲ. ①临床医学-研究 Ⅳ. ①R4

中国版本图书馆 CIP 数据核字（2016）第 085058 号

循证临床实践指南的研发与评价

主　　编：王行环
责任编辑：许进力　王朝霞

出版发行：**中国协和医科大学出版社**
　　　　　（北京东单三条九号　邮编 100730　电话 65260378）
网　　址：www.pumcp.com
经　　销：新华书店总店北京发行所
印　　刷：北京佳艺恒彩印刷有限公司

开　　本：850×1168　　1/32 开
印　　张：10
字　　数：200 千字
版　　次：2016 年 7 月第 1 版　　2016 年 12 月第 2 次印刷
印　　数：2001—4000
定　　价：45.00 元

ISBN 978-7-5679-0546-7

本 书 受

国家重点研发计划"数字诊疗装备研发"试点专项基金

（项目号：2016YFC0106300）

资助出版

《循证临床实践指南的研发与评价》
编 委 会

指导专家委员会（按姓氏笔画排序）

马 融　王 杉　王宁利　王永炎　王行环　王拥军

王贵强　石远凯　申昆玲　史录文　刘 平　花宝金

李单青　何立群　张力伟　张伶俐　张洪春　卓 超

郑 波　胡元会　钟南山　贺大林　钱家鸣　徐 斌

徐英春　高 颖　郭 毅　商洪才　龚 侃　葛立宏

翟所迪　霍 勇　魏万林

主 编　王行环

副主编　曾宪涛　陈 昊　王燕平

编 委（按姓氏笔画排序）

王行环　武汉大学中南医院

王燕平　中国中医科学院中医临床基础医学研究所

田国祥　中国人民解放军陆军总医院

史楠楠　中国中医科学院中医临床基础医学研究所

邝心颖　四川大学华西医院

任学群　河南大学淮河医院

刘同族　武汉大学中南医院

江 梅　广州医科大学附属第一医院

李 胜　武汉大学中南医院

冷卫东　湖北医药学院附属太和医院

陈 尹　安徽省立医院

陈　昊　南京中医药大学第二临床学院

孟详喻　武汉大学中南医院

拜争刚　兰州大学循证医学中心

翁　鸿　武汉大学中南医院

曹　越　武汉大学中南医院

曾宪涛　武汉大学中南医院

靳英辉　天津中医药大学护理学院

编写秘书　李　胜

序 一

临床实践指南（clinical practice guideline，CPG）是临床实践最重要的参考依据，较为公认的定义为由美国医学研究所（Institute of Medicine，IOM）在1990年给出的：针对特定的临床情况，系统制定出帮助临床医生和患者做出恰当处理的指导性意见。2011年，IOM再次对指南的定义进行了更新：临床实践指南是针对患者的特定临床问题，基于系统评价形成的证据，并对各种备选干预方式进行全面的利弊平衡分析后提出的最优的指导意见。即明确提出了研发循证临床实践指南（evidence-based clinical practice guideline，E-CPG）。2012年世界卫生组织（WHO）对指南的定义：WHO指南是指任何包含了有关卫生干预推荐意见的文件，这些干预涉及临床、公共卫生或卫生政策。推荐意见告诉指南使用者"应该做什么"，指导人们在影响卫生保健和资源利用的不同干预之间做出选择。从定义可以看出，指南的研发从传统的方法已经上升到了循证研发。

当今，临床实践指南在某些国家亦成为了医疗事故界定的依据。如在美国界定医疗事故的依据为是否存在人为的疏忽和过失，导致诊疗水平低于标准值；而这个标准值通常是根据专业指南来判定。特别是当前欧美一些国家已经开始推出患者版指南。这将使得医学知识更加平民化。在我国当前较多医务工作者还不能很好地掌握指南的情况下，这一切都将会使得临床一线工作者面临着更大的医患沟通压力。再者，我国诸多医学院校缺乏临床流行病学、循证医学、科研设计等系统课程，使得医务工作者无法很好地去评价其日常工作中使用到的相关文献，包括指南。对临床实践指南我们已经推动了很多年，并取得了一定的成效，但仍然缺乏一本专著去系统地介绍指南的研发与评价，特别是循证临床实践指南的研发与评价，以及指南的本土化问题。

武汉大学中南医院王行环教授团队很早就开始参与国内临床实践指南的研发与本土化工作，积累了丰富的经验与知识。该团队有专门的循证医学人才，且能够快速跟进国际循证临床实践指南研发与评价的方法学，具有研发循证临床实践指南的经历。这一切都为本书的可读性、适用性、实用性和科学性奠定了良好的基础。看到本书让我眼前为之一亮，本书系统全面、简明扼要地介绍了当前国际及国内研发指南的机构及其对应的方法学、指南本土化的方法学，并以实例进一步介绍了循证实践指南研发具体步骤，还给出了如何去评价一部指南的翔实案例。再者，本书是在一批临床实践经验丰富、科研底蕴深厚的著名专家指导下进行的，这很好地保证了本书的高度；编委队伍主要由中青年学者组成，这亦符合当前循证临床实践指南方法掌握与实践人群的实际情况。

时值我国临床实践指南处于受到高度重视与快速发展时期，本书的面世恰逢其时，可为我国循证临床实践指南的研发、国际指南的本土化及评价方法学的传播起到很好的推动作用。因此，我有理由相信本书将会受到广大医务工作者的欢迎，还可以为广大人民群众中的兴趣读者提供参考。我愿意推荐本书给大家，希望大家能够喜欢。

是为序。

中国工程院院士
2016 年 1 月

序 二

　　循证医学是指将医者的临床专业技能和系统性研究得出的最佳可用证据结合在一起的医学模式，其定义为"尽责、清楚、明智地运用当前最好的证据针对个体病人做出临床治疗决策"。

　　循证医学实际应用最普遍的是循证指南。循证指南是基于系统评价的证据，平衡了不同敢于措施的利弊，在此基础上形成的能够为患者提供最佳保健服务的推荐意见。然而，从全世界多年的临床指南使用情况看，并未达到应有的指导效果。循证医学的发展，给指南的制定带来了根本性转变，以证据为基础建立循证临床指南已经悄然兴起。

　　国际上，循证研究方法日新月异，新的临床指南和路也不断涌现，系统的后效评价是保证其更加丰富、准确，提升外部真实性的重要环节。令人欣慰的是，包括中医在内的临床指南适应性改编工作已经在国内启动。中国断电慢病负担将为后效评价提供充足的病例资源，从中获得的高质量、前瞻性或回顾性的数据将有助于临床证据刮泥工作的精细化。

　　国内对临床实践指南的研发和制定非常重视，但多数指南制定者采用的方法是非正式的专家共识，其方法学上有缺陷，尚不能称之为循证指南，所以指南的质量、实用性均存在一定问题。王行环先生及其团队结合泌尿外科疾病和高血压等内科疾病的具体实例，详尽而流畅地解读了国际循证临床实践指南研发和评价的方法和操作程序，同事涉及到口腔、护理医技针灸等其他学科领域，是一本科学性、可读性俱佳的参考书。

临床指南的研发和优化是一个漫长的过程，相信随着更多专业人员对临床实践指南的关注，中、西医学学人定会携起手来，互相尊重，利于民生，嘉惠医林，乐观厥成，爱为之序。

中央文史馆馆员
中国工程院院士　王永炎

2016 年 4 月 16 日

前　言

　　临床实践指南已经成为日常临床工作中不可或缺的重要组成部分，特别是在循证医学时代，WHO 及美国医学研究所等都明确地指出了指南的研发要遵循循证医学的方法，即研发的为循证临床实践指南。本人从 2006 年起就开始参与国内泌尿外科领域指南《中国泌尿外科诊治指南》的研发工作，2011 年由我牵头承担了时国家卫生部的项目"中华人民共和国卫生部《前列腺癌诊断标准》"的起草工作。在整个工作中，我深感我国研发临床实践指南的不易，需要在基于欧美国家指南的基础上，通过专家共识来形成；亦深感我国循证临床实践指南研发相关方法学人才及介绍方法学资料的缺乏。因此，从 2008 年我到武汉大学中南医院工作时起就开始着眼于临床实践指南研发方法学方面人才的挑选与培养工作，希望能够培养一批具有循证医学基础的方法学人才，为学科循证临床实践指南的研发及国际指南的本土化服务。

　　转化医学的本质是为了缩短研究与应用之间的鸿沟，加快研究成果转化到临床。如何有效转化到临床？循证医学在此中发挥着不可替代的作用。T2 型转化医学是指研究证据在循证基础上的应用推广，主要解决如何在疾病的临床及预防领域进行应用推广的问题；转化的手段是通过实施临床实践指南和临床路径，将临床干预研究最终应用到临床诊疗决策中。因此，循证研发高质量的临床实践指南是至关重要的。鉴于循证医学与临床转化的重要性，为了更好地服务于医院，在我的主导下，

2014 年 8 月武汉大学中南医院循证与转化医学中心正式成立。中心成立后开展了一系列卓有成效的工作,本书就是中心团队的工作之一。我们希望通过本书,将临床实践指南的产生与发展、国际主流研发机构及其研发指南的核心方法学、指南评价的方法学进行全面的介绍。为了保证本书的科学性、适用性与可读性,我们邀请了钟南山院士等一批著名医学专家进行指导,并采用案例剖析的方式介绍了临床实践指南的研发与评价方法。

循证医学尽管传入我国多年,但仍属于新兴学科,掌握者多为中青年。因此本书的编写队伍以中青年专家为主,他们思想活跃、精力旺盛、学习及掌握新兴事物能力强。这批中青年专家在中老年专家的指导下作为主要力量编写本书,既能够符合一线医务工作者的风格,又能够达到培养这批中青年专家的目的。本书的编写得到了中国协和医科大学出版社的大力支持,得到了王永炎院士、钟南山院士等专家的悉心指导,更参阅了大量的中英文著作,还得到了国家重点研发计划"数字诊疗装备研发"试点专项基金的支持。在此,谨向他们表达最诚挚的感谢!

如同循证医学的核心之一"证据要更新"一样,循证临床实践指南的研发及评价方法学亦会不断地更新,故本书现在所述知识可能随着新的知识出现而落伍;加之编者的水平与个人经验所限,尽管我们尽了最大的努力,但书中的不足和缺陷在所难免。在此,我们期待各位专家、读者朋友给予广泛的支持与提出宝贵的意见及建议,以便我们再版时完善。您的意见与建议请通过 wangxinghuan1965@163.com 反馈给我们,希望本书能够对您有所帮助。

2015 年 10 月于东湖之滨

目　　录

第一章　临床实践指南概述 ……………………………………… 1
第一节　临床实践指南的定义与分类 …………………………… 1
第二节　临床实践指南的注册与报告规范 ……………………… 5
第三节　临床实践指南研发机构与发展趋势 …………………… 10
第二章　指南的证据评价与推荐意见的形成 ………………… 21
第一节　证据质量等级与推荐强度标准 ………………………… 21
第二节　GRADE 系统简介 …………………………………… 44
第三节　GRADEpro 与 GDT 软件的使用 …………………… 57
第四节　定性系统评价证据分级工具 CERQual
　　　　简介 …………………………………………………… 96
第三章　指南研发的方法 ……………………………………… 114
第一节　循证临床实践指南研发的方法学基础 ………………… 114
第二节　WHO 指南 …………………………………………… 127
第三节　NICE 指南 …………………………………………… 137
第四节　SIGN 指南 …………………………………………… 150
第五节　NGC 指南 …………………………………………… 160
第六节　GRADE 工作组指南 2.0 清单 ……………………… 162
第七节　指南的适用性与本土化 ………………………………… 182
第四章　循证临床实践指南研发实例解读 …………………… 189
第一节　抗栓治疗及血栓预防循证临床实践指南
　　　　第 9 版 ………………………………………………… 189
第二节　循证针灸临床实践指南：单纯性肥胖病 ……… 203

第五章　临床实践指南的评价实例 ······················ 210

第一节　AGREE Ⅱ工具简介与解读 ····················· 210

第二节　中国高血压指南的方法学质量评价 ············ 222

第三节　国内呼吸系统疾病临床实践指南的质量
评价 ··· 233

第四节　国内循证针灸临床实践指南的方法学质量
评价 ··· 245

第五节　国内口腔临床实践指南的质量评价 ············ 251

第六节　良性前列腺增生临床实践指南的质量评价 ····· 262

第七节　国内护理领域临床实践指南的质量评价 ········ 281

第一章　临床实践指南概述

第一节　临床实践指南的定义与分类

一、临床指南的定义

随着临床实践指南（clinical practice guideline，CPG）的产生和发展，各个学术机构和组织分别对指南进行了定义，目前，得到广泛认可的、最为规范的定义主要是由美国医学研究所（Institute of Medicine，IOM）提出的定义和由世界卫生组织（World Health Organization，WHO）提出的定义。

1990年，IOM提出了临床实践指南的定义：针对特定的临床情况，系统制定出帮助临床医生和患者做出恰当处理的指导性意见。2011年，IOM又在其出版的著作 *Clinical Practice Guideline We Can Trust* 中对指南对定义进行了更新："临床实践指南是针对患者的特定临床问题，基于系统评价形成的证据，并对各种备选干预方式进行全面的利弊平衡分析后提出的最优的指导意见"。并明确指出循证临床实践指南（evidence-based clinical practice guideline，E-CPG）的六大特征：

- 必须基于当前所有证据形成的系统评价/Meta分析。
- 指南制定应该是多学科协作。
- 指南必须考虑患者的意愿价值偏好。
- 指南的制定过程要透明，最大程度地控制可能存在的偏倚，避免利益冲突。

● 指南需要明确患者临床问题的结局指标和备选干预方案之间的逻辑关系，有明确的证据质量分级和推荐强度。

● 新的证据出现时，应当及时更新指南。

这个定义提出后，进一步明确了循证临床实践指南的定义和特点，得到许多国家学者的认可与推崇。

2012 年，WHO 在其出版的 *WHO handbook for guideline development* 一书中，对 WHO 制定研发的指南提出了明确的定义："WHO 指南是指任何包含了有关卫生干预推荐意见的文件，这些干预涉及临床、公共卫生或卫生政策。推荐意见告诉指南使用者"应该做什么"，指导人们在影响卫生保健和资源利用的不同干预之间做出选择。

WHO 指南需要遵循两大原则：

● 推荐意见基于对现有证据的全面客观的评价。

● 形成推荐意见的流程清晰明确。

二、临床指南的分类

一般而言，指南的分类是根据指南的制定方法、指南的终端用户、指南关注的内容等方面进行的。

1. 根据制定方法分类

根据指南制定方法的不同，一般可以把指南分为两大类：基于专家共识的指南和循证临床实践指南。

1.1　基于专家共识的指南

基于专家共识的指南（consensus based clinical practice guideline，C-CPG）在当前临床实践指南中仍旧占了较大的比重。此类指南的特征是：首先成立指南制定小组，小组成员由指南关注疾病的行业内专家组成，专家的选择兼顾地域性。再召开由全体专家参与的指南讨论会，由与会专家对于指南关注疾病的各方面临床问题展开充分的讨论，在讨论的基础上，一定程度考虑当前的临床研究和现有的证据。再通过规范的共识达成的方法（如德尔菲法）形成指南的推荐意见。

　　C-CPG 的优势在于，首先代表了行业内专家的意见，有一定的行业权威性；第二，制定方法相对简单，可以在短期内完成指南的制定。

　　C-CPG 的不足在于：首先，专家的认证和选择难以有合理规范的方法；第二，指南的推荐意见大多基于专家的经验，没有规范科学的证据支持；第三，指南的推荐意见没有明确的强度区别；第四，指南的推荐意见没有考虑患者的价值偏好及卫生经济学因素，不能很好地适应当前医学发展的需要。

　　1.2　循证临床实践指南

　　E-CPG 是基于严格评价过的证据，同时考虑患者的意愿价值偏好和资源消耗等各方面要素，通过规范科学的方法制定的指南，是当前临床实践指南发展的趋势，循证临床实践指南已经成为各类国际组织临床实践指南的主流。

　　E-CPG 的优势在于：首先，指南制定小组人员组成多样，由各学科领域人员共同组成，体现了学科交叉的优势和特色；第二，指南的推荐意见基于严格评价的证据，代表了当前医学发展的最前沿动态；第三，有明确的推荐意见形成的方法及推荐意见的强度，科学性、重复性较高；第四，指南推荐意见，充分考虑了患者的价值偏好和资源消耗，有利于患者参与医疗决策，适应当前医学发展的需要。

　　E-CPG 的主要不足就是指南的制定方法学较为复杂，需要花费大量的人力、物力和时间。

　　2. 根据指南的终端用户分类

　　循证临床实践指南一般可以根据指南的终端用户，进一步将指南分为政府决策指南、医疗实践指南和患者指南。

　　2.1　政府决策指南

此类指南主要是为政府制定卫生政策和决策时提供参照，其最大特征就是在终端用户的价值偏好方面，需要从政府制定政策角度考虑，需要进一步考虑全面的政策指导，以及医疗资源的合理分配等。

2.2 医疗实践指南

此类指南即是我们最常见的临床实践指南，主要使用人群是临床医师和科研工作者。其最大特征就是明确告知使用者，在面临相关临床问题时，推荐的诊疗方法。

2.3 患者指南

此类指南是循证临床实践指南中衍生出来的特殊版本。循证医学强调的是患者主动参与临床决策，因此，患者有权利了解其疾病的可供选择的诊疗方案。在此基础上，患者指南应运而生。患者指南的最大特点是，用科普的语言告知患者相关疾病的具体情况，并突出展示相关疾病的备选诊疗方案及推荐强度，让患者充分了解各备选方案的特点，以便辅助患者结合自身情况做出选择。

3. 根据指南关注的内容分类

根据指南关注的内容不同可以将指南分为诊疗指南和公共卫生政策指南。

3.1 诊疗指南

主要是针对临床诊疗行为，指导临床医师临床诊断和治疗的指南。

3.2 公共卫生政策指南

终端用户主要为政府机关、政策研究者，用于指导制定相关卫生政策的指南。

4. 其他分类方法

除上述一般的分类方法外，WHO综合各方面，提出了WHO的临床指南分类方法，将指南分为快速建议指南、标准指南、完整指南、指南汇编、指南改编及与其他组织合作制定的指南六大类型。

第二节 临床实践指南的注册与报告规范

一、临床实践指南的注册

研究注册制度是当前各项临床研究的前提与基础，也是保证研究能够规范地按计划进行的保障。2004 世界卫生组织建立了国际临床试验注册平台（ICTRP），所有干预性试验的注册均被视为一种科学、伦理和道德责任。当前，已有包括中国临床试验注册中心（http://www.chictr.org/）在内的 7 个 WHO 一级注册平台。相比之下，二次研究在注册方面则显得落后，除了最为权威的 Cochrane 协作网外，2011 年由英国约克大学评价和传播中心（Center for Reviews and Dissemination）建立了一个系统评价的国际化前瞻性注册平台 PROSPERO（international prospective register of systematic reviews）。PROSPERO 的官方网址为 http://www.crd.york.ac.uk/PROSPERO/，其目的在于从系统评价/Meta 分析注册开始，就提供一份全面的清单，以帮助避免计划之外的重复工作，并实现将计划书与已报告的系统评价结果进行对比。该平台的出现，大大推进了系统评价/Meta 分析的注册工作。

相比之下，当前很少有机构或项目着眼于临床实践指南的注册。2014 年 1 月由兰州大学循证医学中心、南京中医药大学第二临床医学院、北京大学第三医院联合发起，成立全球实践指南的首个注册平台——GPGRP（global practice guidelines registry platform），GPGRP 的官方网站为 http://www.guidelines-registry.org/（图 1-2-1），旨在为所有实践指南提供一个国际化的免费开放注册平台，这一举措将不仅实现实践指南的注册，也将促进不同制定者之间的协作、传播与实施。目前，该平台处于试用阶段，已有指南开始注册，使用完全免费，通过注册可以获得一个唯一的注册号，可以接受相关方法学专家对于指南制定的指导协助，并可以第一时间在该平台公布指南制定的进度和相关信息。以便指南的制定更加规范和透明。此外，由武汉大学中南医院循证与转化医学中心等牵头的国际二次研究注册平台——ISPSR（international service platform of secondary research register）正在研发之中，该平台的官网网址为http://www.ispsr.com，旨在为全球范围内的二次研究的注册提供一个国际性的注册平台。ISPSR 准备接受系统评价/Meta 分析、汇总评价（或称系统评价再评价）、卫生技术评估和临床实践指南等二次研究的注册，但不接受传统综述的注册。

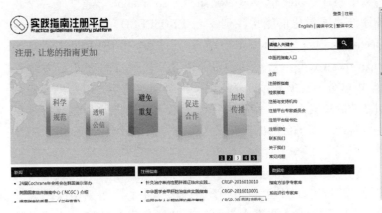

图 1-2-1　全球实践指南注册平台官方网站界面

二、临床实践指南的报告规范

与临床试验注册制度一样，临床研究的报告规范制度，也是临床试验透明化的重要保障之一，目前临床研究的报告规范及系统评价的报告规范已经有了充分的发展，也已经形成了较为科学统一的报告规范。但和临床实践指南的注册一样，临床实践指南的报告规范发展比较缓慢。

2003 年，指南标准化会议（the conference on guideline stand-ardization，COGS）以制定了 COGS 声明而著称，该声明的目的是规定一个指南的报告标准，从而提升指南的报告质量，声明发表在 *Annals of Internal Medicine* 杂志。COGS 小组成员包括指南制定者（医学专业学会和政府机构等）、指南发布者（期刊编辑和美国国立指南文库等）和指南执行者（医护人员和信息学家等）。研究小组从美国医学研究所临床指南评估工具（IOM Provisional Instrument for assessing clinical guidelines）、美国国立指南文库和指南成分模型（guideline elements model）中筛选出可能的条目，另外补充一些其他条目，如结构化摘要和利益冲突等。采用特尔菲法来进行条目的筛选，最终 COGS 声明纳入 18 个条目（表 1-2-1）。COGS 的官方网站为 http://ycmi.med.yale.edu/cogs/（图 1-2-2）。

表 1-2-1　COGS 声明清单

条　目	描　述
1. 概要	提供结构式摘要，包括指南的发布日期、版本（初始版、修订版或更新版），以及纸质版和电子版来源
2. 焦点	描述指南所针对的主要疾病/状态和干预/服务/技术。指出在制定过程中所考虑的任何可供选择的预防、诊断或治疗措施

续　表

条　目	描　述
3. 目标	描述遵循指南所期望达到的目标，包括指南制定的合理性
4. 用户/环境	描述指南的目标用户（例如患者）和指南将会被用到的具体环境
5. 目标人群	描述指南推荐意见所针对的目标人群，并列出排除标准
6. 指南制定者	提供负责指南制定的机构，以及指南制定小组成员的名字/证明/潜在的利益冲突
7. 赞助来源/赞助者	提供指南的赞助来源/赞助者，并且描述它们在制定和（或）报告指南中的作用。报告潜在的利益冲突
8. 证据收集	报告检索证据的方法，包括年代范围和检索所用数据库，以及证据的筛选标准
9. 推荐意见分级标准	报告证据质量的评价标准和推荐意见的分级标准。推荐强度是基于证据质量和预期的效益风险比制定，反映了遵从推荐意见的重要性
10. 证据的整合方法	描述如何将证据形成推荐建议，如通过证据表、Meta 分析或决策分析等
11. 发布前测试	报告在指南发布前指南制定者如何综述和（或）测试指南
12. 更新计划	声明是否有更新指南的计划，如果可能的话，对此版指南的过期日期进行报告
13. 定义	定义不熟悉的条目和修改指南应用时可能会产生误解的标准
14. 推荐意见和合理性	描述指南执行的具体环境。通过整合推荐意见和所支持证据来证明每一个推荐意见的恰当性。基于 9 中所述的标准描述证据质量和推荐意见强度
15. 潜在的效益和风险	描述执行指南推荐意见后可能的效益风险比
16. 病人选择	当推荐意见涉及大量个人选择或价值因素时，报告病人选择的作用

续 表

条 目	描 述
17. 演示	以图表的形式提供（如果恰当的话）指南的各个阶段和决策
18. 执行的考虑	报告应用推荐意见时可能遇到的障碍为医疗服务者或病人提供辅助文件以促进指南执行。当指南执行后，提供评价医疗服务改变的标准

COGS: April 26-27, 2002

Home

Participants

Logistics

Readings

Rating
(Use IE Browser)

Implementability

Supported by the Agency for Healthcare Research and Quality (AHRQ) through grant R13 HS10962. Convened by the Yale Center for Medical Informatics. The online rating and analysis software was developed by Aniruddha Deshpande, MD. For problems or questions regarding this website contact [richard.shiffman@yale.edu].
Last updated: April 11, 2002.

图 1-2-2 COGS 官网网站界面

　　目前，COGS 声明的应用并不是非常广泛，因为临床指南的制定与一般临床研究的开展不太相同，指南大多由政府机构或专业学会制定，而这些机构大都有自己的指南制定规范，在制定时需要遵循这些规范。COGS 声明发布之后，其制定者也在网站上收集用户对使用 COGS 声明的建议，以期进一步完善声明。

　　有关 COGS 声明更为详细的信息，建议参阅其官网内容或者参阅由孙凤主编、北京大学医学出版社于 2015 年出版的《医学报告规范解读》中相关章节。

第三节　临床实践指南研发机构与发展趋势

指南的研发制定是一个系统工程，需要花费较大的人力物力，制定流程应当符合具体的国情。因此，各国及各学术机构，都成立了相关的指南研发机构，专门负责指南的研发制定，本节主要对当前世界主流的几个研发机构做一个简单介绍。

一、主流研究机构

1. 世界卫生组织

WHO 是国际最大的公共卫生组织，负责对全球卫生事务的领导，拟定卫生研究议程，制定各类规范和标准，阐明以证据为基础的政策方案，向世界各国提供卫生技术支持，监测和评估卫生发展趋势。制定全球性的指南是 WHO 的一项重要工作。WHO 的指南制定主要是由指南评审委员会参与并通过。2007年，由 WHO 总干事设立指南评审委员会，旨在确保 WHO 指南的高质量，同时保证指南的制定过程基于透明的、循证的决策程序。自指南评审委员会成立以后，所有包含推荐意见的 WHO 出版物必须经过其批准。这些出版物需要解决尚未解决的需求，其制定和出版应符合国际认可的最佳标准，包括合理地使用证据。在每个 WHO 指南制定过程中，指南评审委员会将对其进行两次评审：第一次在初始规划阶段，指南范围确定之后；第二次在推荐意见制定完成，且指南文件已被编辑确认之后。指南评审委员会每个月都会对指南制定的初始提案和指南出版前的最终版本进行评审。对初始提案的评审包括评价提案的指南制定流程是否与本手册中描述的流程一致。对最终提交版本的评审主要是为了确保指南制定遵循了获批的流程，以及最终的指南文件符合所有报告要求，并包含清晰可行的推荐意见。指南评审委员会还提供有关如何在流程中的各个阶段提高指南质量的建议与意见。

2. 美国国家指南交换中心

美国国家指南交换中心（National Guideline Clearinghouse，NGC）是由美国卫生健康研究与质量中心（Agency For Healthcare Research And Quality，AHRQ）、美国医学会（American Medical Association，AMA），以及美国卫生健康计划协会（American Association of Health Plans，AAHP）于 1998 年联合成立的一个提供临床实践指南和相关证据的免费数据库，也是目前美国指南开发与推广的重要机构。NGC 的官网网址为 http://www.guideline.gov/（图 1-3-1），该数据库不仅收录美国本土的指南，也收录来自世界各地并经过 NGC 专家委员会评审合格的指南，质量评审十分严格，因此，NGC 是目前全球质量最高的指南数据库之一。

3. 英国国立健康与临床优化研究所与苏格兰校际指南协作网

英国是最早开发临床实践指南的国家之一，其指南的主要研发制定机构是英国国立健康与临床优化研究所（National Institute for Health and Care Excellence，NICE）。NICE 是一个为促进健康和防治疾病而提供国家性指导意见的独立机构，是全球最大的国家级资助指南制定项目，截至 2002 年，已发表超过 120 个指南。NICE 指南覆盖所有疾病领域，并在《英国医学杂志》（*BMJ*）刊出，每 4 年更新一次。NICE 的官方网站为 http://www.nice.org.uk/（图 1-3-2）。

除 NICE 之外，苏格兰校际指南协作网（Scottish Intercollegiate Guidelines Network，SIGN）也是英国特别是苏格兰地区指南研发制定的机构，SIGN 由皇家学院协会于 1993 年创

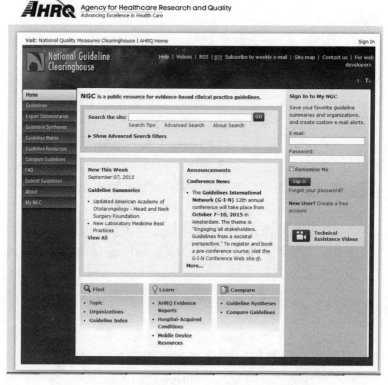

图 1-3-1　美国国家指南交换中心官方网站界面

立，以高质量、严谨的指南制定闻名于世，自创办至今，已经开发出版了近百部高质量指南。SIGN 的官方网址为 http://www.sign.ac.uk/（图 1-3-3）。

　　4. 国际指南协作网

　　国际指南协作网（Guidelines International Network，GIN）是

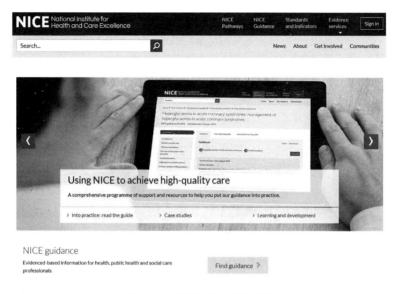

图 1-3-2　NICE 官方网站界面

一个国际性非营利机构，提供一个主要负责对全球指南的制定进行方法学指导和交流的平台。目前 GIN 不直接制定和研发指南，主要提供指南的方法学指导和指南检索服务。GIN 的官网网站为 http://www.g-i-n.net/（图 1-3-4）。

5. 中国的指南研发制定机构

目前，我国尚无统一的指南研发和制定的官方机构，我国目前的指南研发主要是由卫计委、国家中医药管理局及各专业学会提出，由各科研机构承担，以科技项目的形式完成并发布。2011 年由中国医师协会循证医学专业委员会和中华医学杂志社共同发起建设，成立中国临床指南文库（China Guideline Clear-

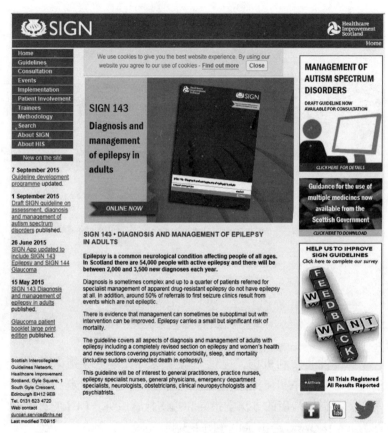

图 1-3-3　苏格兰校级指南协作网官方网站界面

inghouse，CGC)，旨在收录中国医学期刊近 5 年内发表的临床实践指南，为临床工作者、管理机构和社会大众提供查询临床指南的平台。CGC 的官网网站为 http://www.cgc-chinaebm.org/（图 1-3-5）。

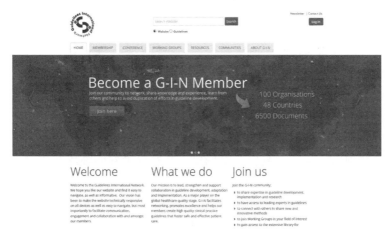

图 1-3-4　国际指南协作网官网网站界面

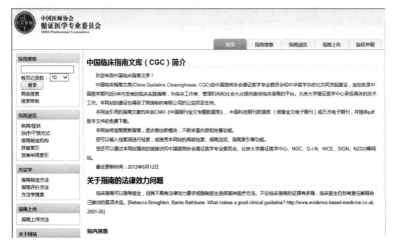

图 1-3-5　中国临床指南文库官方网站界面

二、发展现状及趋势

1. 国际临床实践指南的发展与趋势

临床实践指南的产生与发展至少已有半个世纪的历程。传统的指南是以专家一致性意见为基础制定的，依托的是经验医学。这种指南受专家个人经验和主观判断的影响较大，可能受到强势话语权专家的左右，因此或多或少地存在一定的偏倚，会影响到指南的科学性。因此，临床实践指南的制定很有必要系统地研究文献以避免结论偏倚，并获取最好的临床科学证据用于临床医学研究与临床实践。

20 世纪 80 年代初期，临床随机对照试验（randomized controlled trial，RCT）以其方法的科学性、结论的强说服力在欧美发达国家日益受到重视。通过 RCT 得出的结论使临床医师有证可循，由此产生了循证医学。同时发展的 Meta 分析成为循证医学的临床实践最重要的证据来源之一。循证医学在临床决策中发挥了重要的作用。随着循证医学的发展与兴起，越来越多的国家和组织倾向于通过循证医学的方法，研发制定科学规范的指南，以系统评价/Meta 分析为基础，考虑终端用户的价值偏好和资源消耗的循证指南已经逐渐成为指南制定的趋势。

2000 年开始，WHO 倡导其组织制定的指南均为循证制定，并也形成了循证实践指南制定的国际标准，随着指南方法学的深入发展，指南的制定标准也越来越严格，从证据转化为推荐意见亦越来越科学，因此加强对循证医学方法学的学习与研究，是当前临床实践指南发展的一个重要方向。

2. 国内指南的发展现状与思考

目前，我国尚未形成一个专门机构来制定与传播临床实践指南。大多数中国的指南也多是基于专家共识形成的传统指南，现有的少数循证指南也存在较多的方法学缺陷，这些指南推荐意见缺乏透明性，质量无法保证，与世界其他地区相比，这些不足尤为突出。

截至 2015 年 9 月，国际指南协作网 GIN 和美国国家指南交换中心 NGC 没有收录任何一篇来自中国大陆制定的指南，这表明中国的指南并没有得到国际的认可。同时，国内很多研究人员和临床医师对指南的作用存在认识误区，认为指南的作用仅仅是有助于临床工作的一个参考文献，而并非必须遵守的准则和决策依据，将指南和教科书相混淆。因此，对于国内进行循证指南相关方法学的宣传十分必要，对于循证医学方法学的培训势在必行，这对于我国医学的发展有着重要意义。

参 考 文 献

[1] 曾宪涛，Joey S. W. Kwong，孙燕，等. 什么是循证医学? 湖北医药学院学报，2013，32（1）：303-307.

[2] 陈可冀，蒋跃绒. 中医和中西医结合临床指南制定的现状与问题. 中西医结合学报，2009，7（4）：301-305.

[3] 罗杰，冷卫东. 系统评价/Meta 分析理论与实践. 北京：军事医学科学出版社，2013.

[4] 孙凤. 医学研究报告规范解读. 北京：北京大学医学出版社，2015.

[5] 詹思延. 临床实践指南的制定应当科学、规范. 中华儿科杂志，2009，47（3）：163-166.

[6] 陈薇，刘建平. 循证临床实践指南的制订和评价Ⅰ. 循证临床实践指南编制的方法. 中华口腔医学杂志，2013，48（2）：109-111.

[7] 陈薇，刘建平. 循证临床实践指南的制订和评价Ⅱ. 循证临床实践指南的报告. 中华口腔医学杂志，2013，48（3）：186-187.

[8] 陈薇，刘建平. 循证临床实践指南的制订和评价Ⅲ. 循证临床实践指南的评价. 中华口腔医学杂志，2013，48（4）：253-255.

[9] 梁繁荣，吴曦，李瑛. 中国循证针灸学研究现状与展望. 天津中医药，

2006，23（6）：441-444.

［10］刘鸣，杨杰，王一平. 对循证指南制定方法及临床应用的新思考. 中国循证医学杂志，2009，9（2）：127-128.

［11］陈耀龙，李幼平，杜亮，等. 医学研究中证据分级和推荐强度的演进. 中国循证医学杂志，2008，8（2）：127-133.

［12］韦当，王小琴，吴琼芳，等. 2011 年中国临床实践指南质量评价. 中国循证医学杂志，2013，13（6）：760-763.

［13］李楠，姚亮，吴琼芳，等. 2012~2013 年中国大陆期刊发表临床实践指南质量评价. 中国循证医学杂志，2015，15（3）：259-263.

［14］陈耀龙，王小琴，吴琼芳，等. 中国临床实践指南更新情况调查. 中国循证医学杂志，2015，14（2）：178-183.

［15］杨克虎，陈耀龙，李幼平，等. 中国能否应对指南挑战？中国循证医学杂志，2013，13（6）：621-623.

［16］王波，詹思延. 国外循证临床实践指南制定的方法与经验. 中国循证心血管医学杂志，2013，5（4）：334-336.

［17］Alonso-Coello P，Irfan A，Solà I，et al. The quality of clinical practice guidelines over the last two decades：a systematic review of guideline appraisal studies. Qual Saf Health Care，2010，19（6）：e58.

［18］Burgers JS，Grol R，Klazinga NS，et al. Towards evidence-based clinical practice：an international survey of 18 clinical guideline programs. Int J Qual Health Care，2003，15（1）：31-45.

［19］Bahtsevani C，Udén G，Willman A. Outcomes of evidence-based clinical practice guidelines：a systematic review. Int J Technol Assess Health Care，2004，20（4）：427-433.

［20］Chen YL，Yao L，Xiao XJ，et al. Quality assessment of clinical guidelines in China：1993 ~ 2010. Chin Med J（Engl），2012，125（20）：3660-3664.

［21］Fidle MJ，Lohr KN. Guidelines for clinical practice：from development to use. Washington DC：National Academy Press，1992.

［22］Gagliardi AR，Brouwers MC. Do guidelines offer implementation advice to target users? A systematic review of guideline applicability. BMJ Open, 2015, 5 (2)：e007047.

[23] Hu J, Chen R, Wu S, et al. The quality of clinical practice guidelines in China: a systematic assessment. J Eval Clin Pract, 2013, 19 (5)：961-967.

[24] Hasenfeld R, Shekelle PG. Is the methodological quality of guidelines declining in the US? Comparison of the quality of US Agency for Health Care Policy and Research (AHCPR) guidelines with those published subsequently. Qual Saf Health Care, 2003, 12 (6)：428-434.

[25] Institute of Medicine. Clinical Practice Guidelines We Can Trust. Washington, DC: National Academies Press, 2011.

[26] Institute of Medicine. Guidelines for Clinical Practice: From Development to Use. Washington, DC: National Academy Press, 1992.

[27] Norris SL, Holmer HK, Ogden LA, et al. Conflict of interest in clinical practice guideline development: a systematic review. PLOS One, 2011, 6 (10)：e25153.

[28] Rosenfeld RM, Shiffman RN. Clinical practice guidelines: a manual for developing evidence-based guidelines to facilitate performance measurement and quality improvement. Otolaryngol Head Neck Surg, 2006, 135 (4 Suppl)：S1-28.

[29] Shekelle PG, Ortiz E, Rhodes S, et al. Validity of the Agency for Healthcare Research and Quality clinical practice guidelines: how quickly do guidelines become outdated? JAMA, 2001, 286 (12)：1461-1467.

[30] Shiffman RN, Shekelle P, Overhage JM, et al. Standardized reporting of clinical practice guidelines: a proposal from the Conference on Guideline Standardization. Ann Intern Med, 2003, 139 (6)：493-498.

[31] Vlayen J, Aertgeerts B, Hannes K, et al. A systematic review of appraisal tools for clinical practice guidelines: multiple similarities and one common deficit. Int J Qual Health Care, 2005, 17 (3)：235-242.

[32] Watine J, Friedberg B, Nagy E, et al. Conflict between guideline meth-

odologic quality and recommendation validity: a potential problem for practitioners. Clin Chem, 2006, 52 (1): 65-72.

[33] Woolf SH, Grol R, Hutchinson A, et al. Clinical guidelines: potential benefits, limitations, and harms of clinical guidelines. BMJ, 1999, 318 (7182): 527-530.

[34] World Health Organization. WHO Handbook for Guideline Development. World Health Organization, 2012.

[35] Zeng X, Zhang Y, Kwong JS, et al. The methodological quality assessment tools for preclinical and clinical studies, systematic review and meta-analysis, and clinical practice guideline: a systematic review. J Evid Based Med, 2015, 8 (1): 2-10.

第二章 指南的证据评价与
推荐意见的形成

第一节 证据质量等级与推荐强度标准

一、证据及推荐级别分级的意义

循证医学（evidence-based medicine，EBM）的核心是证据。循证医学创始人之一 Gordon Guyatt 教授对证据的定义为："任何经验性的观察都可以构成潜在的证据，无论其是否被系统或不被系统地收集"，同时他还指出循证医学的两大原则：一是证据是分级的；二是证据自身并不能指导行动，患者的价值观和喜好起着重要作用。因此，可以看出，循证医学的最显著特点就是对证据质量进行分级，并在此基础上结合患者的价值观和喜好做出推荐。因此，医学的发展需要一个规范、科学和统一的证据质量分级和推荐强度标准来协助临床决策。

对证据水平进行分级的意义在于分类分级的原理和方法是信息时代处理海量信息的有效方法。持续学习成为当今社会个人生存和发展的基础，快速获取对自己最有价值的信息则是学习能力的核心。依据循证理念，将信息按研究者和使用者关注的问题先分类，再在同类信息中按事先确定的标准经科学评价后严格分级，是筛选海量信息的重要方法和技巧。

对证据推荐进行分级的意义是决策者科学决策的有效参考。明确的推荐意见对决策者的影响比证据级别更直接，可为是否应该采取某个决策方案及其实施结果的利弊提供证据参考，增强决策者的信心。因此推荐意见的内容和表述必须科学简洁，使决策者有时间考虑自身可利用的资源和目标人群的意愿，全面高效决策。

20世纪60年代，美国两位社会学家Campbell和Stanley首次提出了证据分级的概念，用来评价教育领域部分原始研究的设计，并将随机对照研究的质量定义为最高，并引入内部真实性和外部真实性的概念。1979年，加拿大定期体检特别工作组（Canadian Task Force on the Periodic Health Examination, CTFPHE；现更名为 Canadian Task Force on Preventive Health Care, CTFPHC；http://canadiantaskforce.ca/）首次提出对医学领域的证据进行质量分级和推荐强度分级的标准，此后全球多个机构和组织分别对证据质量和推荐强度制定了标准，证据质量和推荐强度分级进入了一个快速发展历程。

自20世纪60年代正式提出证据分级的概念至今，证据质量分级进入了一个快速发展历程，先后出现了多种证据质量及推荐强度分级的评价工具，本节将结合这一发展历程，介绍几种主要的证据质量及推荐分级的评价工具。

二、CTFPHE 标准

1979年，CTFPHE发表工作报告，首次基于试验设计类型，将证据分为了三级（表2-1-1），该标准规定，设计良好的临床随机对照试验（randomized controlled trial, RCT）证据级别最高，专家意见证据级别最低。同时将推荐强度按证据级别分为支持和不支持两类，每类又分为"充分"，"尚可"，"缺乏"三级。并据此对78种体检项目分别列出了相应的证据质量等级和推荐强度。这是首次在医学领域提出了明确的证据等级和推荐强度分级标准，此后，几乎所有分级标准，都是该标准的延伸和扩展。

表 2-1-1 1979 年 CTFPHE 证据分级与推荐强度

证据级别	定 义	推荐强度	定 义
I	至少一项设计良好的随机对照试验	A	定期体检中支持考虑该疾病的证据充分
II-1	设计良好的队列或病例-对照研究，尤其来自多个中心或研究组	B	定期体检中支持考虑该疾病的证据尚可
II-2	比较了不同时间、地点的研究证据，无论有无干预措施；或重大结果的非对照研究	C	定期体检中支持考虑该疾病的证据缺乏
III	基于临床研究、描述性研究或专家委员会的报告，或权威专家的意见	D	定期体检中不考虑该疾病的证据尚可
		E	定期体检中不考虑该疾病的证据充分

三、David Sackett 及 ACCP 标准

1986 年，临床流行病学奠基人之一 David Sackett 教授针对 CTFPHE 标准的不足，提出了证据的五分法（表 2-1-2），首次对 I 级证据的 RCT 定义了质量标准，即大样本的 RCT（I、II 型错误都较低）质量高于小样本 RCT（I、II 型错误都较高），并且将证据质量与推荐强度等级意义对应，即高质量证据，其推荐强度也高。该标准比 1979 年标准更加清晰明，更适于指导临床决策。但该标准并未具体区分队列研究和病例-对照研究，也

并未把专家意见纳入分级标准。后经进一步完善，成为了一套完整的系统，并用以指导美国胸科医师学会（The American College of Chest Physicians，ACCP；http://www.chestnet.org/）抗血栓药物的使用指南的制定。

表 2-1-2　1986 年 David Sackett 证据分级及推荐强度

证据级别	定　义	推荐强度	定　义
Ⅰ	有确定结果的大样本 RCT（Ⅰ、Ⅱ型错误都较低）	A	至少一项Ⅰ级试验支持
Ⅱ	结果不确定的小样本 RCT（Ⅰ、Ⅱ型错误都较低）	B	至少一项Ⅱ级试验支持
Ⅲ	非随机的同期对照试验	C	只有Ⅲ、Ⅳ、Ⅴ级证据支持
Ⅳ	非随机的历史对照试验		
Ⅴ	无对照的系列病例报道		

四、AHCPR 标准

1992 年，美国卫生保健政策研究所（Agency for Health Care Policy and Research，AHCPR；现更名为 Agency for Healthcare Research and Quality，AHRQ；http://www.ahrq.gov/）制定的临床实践指南，将基于随机对照试验的 Meta 分析作为最高级别的证据，并向全国推广（表 2-1-3）。这也是首次将 Meta 分析列入证据的分级中。

表 2-1-3 1992 年 AHCPR 证据分级及推荐强度

证据级别	定　义	推荐强度	定　义
Ⅰa	随机对照试验的 Meta 分析	A	Ⅰa
Ⅰb	至少 1 项随机对照研究		Ⅰb
Ⅱa	至少 1 项设计良好的非随机对照研究	B	Ⅱa
Ⅱb	至少 1 项设计良好的准实验性研究		Ⅱb
Ⅲ	设计良好的非实验性研究，如对照研究、相关性研究和病例研究		Ⅲ
Ⅳ	专家委员会报告，权威意见，临床经验	C	Ⅳ

五、NEEBGDP 和 SIGN 标准

1996 年，英格兰北部循证指南制定项目（North of England Evidence Based Guidelines Development Project，NEEBGDP）发布了他们制定的证据分级标准和推荐强度（表 2-1-4），发布在 *BMJ* 等期刊上［North of England Stable Angina Guideline Development Group. North of England evidence based guidelines development project：methods of guideline development. BMJ，1996，312 （7033）：760-762.］。该标准将 RCT、Meta 分析和系统评价共同作为最高级别的证据，这是英国继加拿大和美国之后，比较系统全面地发布自己的分级推荐标准。

继 1996 年 NEEBGDP 标准发布后，2001 年，苏格兰校际指南网络（The Scottish Intercollegiate Guidelines Network，SIGN；http://sign.ac.uk／）发布了更详细的证据分级和推荐强度，详见表 2-1-5。

表 2-1-4   1996 年 NEEBGDP 证据等级

证据级别	定 义	推荐强度	定 义
I	基于设计良好的随机对照试验、Meta 分析或系统评价	A	直接基于 I 级证据的推荐
II	基于设计良好的队列研究或病例-对照研究	B	直接基于 II 级证据或由 I 级证据外推的推荐
III	基于非对照研究或共识的建议	C	直接基于 III 级证据或由 II 级证据外推的推荐

表 2-1-5   2001 年 SIGN 证据分级和推荐强度

证据级别	定 义	推荐强度	定 义
1++	高质量随机对照试验的 Meta 分析、系统评价或偏倚可能性很小的随机对照试验	A	直接适用于目标人群的 1++或 1+级证据
1+	较高质量随机对照试验的 Meta 分析、系统评价或出现偏倚可能性小的随机对照试验		
1-	随机对照试验的 Meta 分析、系统评价或出现偏倚可能性大的随机对照试验		

续 表

证据级别	定 义	推荐强度	定 义
2++	高质量病例-对照或队列研究的系统评价，或出现混杂、偏倚和机遇可能性很小而反映因果关联可能性大的高质量病例-对照或队列研究	B	直接适用于目标人群的2++级证据或1++或1+级证据的外推证据
2+	出现混杂、偏倚和机遇可能性小而反映因果关联可能性较大的较高质量的病例-对照或队列研究	C	直接适用于目标人群的2+级证据或2++级证据的外推证据
2-	出现混杂、偏倚和机遇可能性大而反映因素关联可能性明显不足的病例-对照或队列研究		
3	非分析性研究，即病例报告、系列病例分析	D	3或4级证据，或2+级证据的外推证据
4	专家意见		

六、证据金字塔

2001 年，美国纽约州立大学下州医学中心推出了证据金字塔（图 2-1-1），首次将动物研究、体外研究、专家意见等纳入证据分级系统，拓展了证据范畴，得到了非常广泛的传播，该证据金字塔至今在循证医学证据质量分级中仍有广泛的应用，并对之后产生的证据质量分级系统产生了深远的影响。

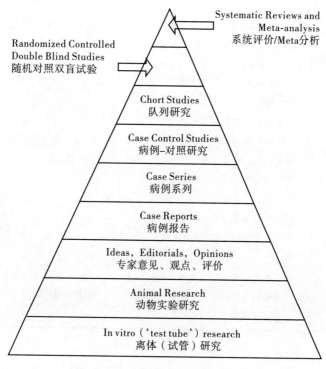

图 2-1-1　美国证据金字塔中英文版

七、CEBM 标准

1998 年，多位临床流行病学家和循证医学专家共同制定了一个新的标准，并在 2001 年 5 月正式发布在英国牛津循证医学中心的网络上（Centre for Evidence-Based Medicine，CEBM；http://www.cebm.net/）。该标准首次在证据分级基础上提出了分类的概念，涉及治疗、预防、病因、危害、预后、诊断、经济学分析等七个方面内容，成为了循证医学教学和临床实践中公认的经典标准，也是使用最为广泛的标准。

表 2-1-6　2001 年 CEBM 标准（治疗部分）

证据级别	定 义	推荐强度	定 义
1a	同质随机对照试验的系统评价	A	1a 或 1b 或 1c 证据
1b	单个随机对照试验（可信区间窄）		
1c	全或无病案系列		
2a	同质队列研究的系统评价	B	2a 或 2b 或 2c 或 3a 或 3b 级证据
2b	单个队列研究（包括低质量随机对照试验）		
2c	结果研究，生态研究		
3a	同质病例-对照研究的系统评价		
3b	单个病例对照		
4	病例系列研究（包括低质量队列和病例-对照研究）	C	4 级证据
5	基于经验未经严格论证的专家意见	D	5 级证据

2009 年，CEBM 工作组对该标准进行了更新，表 2-1-7 列出了更新的标准。在 2011 年时，该标准再次得到了更新，更新的标准与 GRADE 标准比较相似，详见表 2-1-8。

表 2-1-7　2009 年的 CEBM 标准

证据级别	干预措施/预防措施/病因/危害	预后	诊断	不同的诊断/症状率研究	经济决策分析
1a	随机对照试验系统评价（存在同质性）	起始队列研究系统评价（存在同质性）；临床决策规则在不同的人群中被验证	纳入级别 1 诊断性试验系统评价（存在同质性）；临床决策规则在临床中心被验证同 1b 研究中被验证	前瞻性队列研究系统评价（存在同质性）	纳入级别 1 经济研究系统评价（存在同质性）
1b	个别随机对照试验（狭小可信区间）	个别起始队列研究（随访率>80%）；临床决策规则在单一的人群中被验证	以良好的参考标准去验证队列研究；临床决策规则在单一临床中心被验证	随访率良好的前瞻性队列研究	基于临床上合理成本（或其他替代）的分析；对证据进行系统评价；及包括多方面敏感性分析

续　表

证据级别	干预措施/预防措施/病因/危害	预后	诊断	不同的诊断/症状率研究	经济决策分析
1c	当所有患者在措施面世前死亡（但部分患者现在凭它而生存（病例系列）	当所有患者在措施面世前死亡（但部分患者现在凭它而生存（病例系列）	＞含极高特异性的诊断研究结果；阳性结果象征象征诊断得以被确认 ＞含极高敏感性的诊断研究结果；阴性结果象征象征诊断得以被排除	当所有患者在措施面世前死亡（但部分患者现在凭它而生存（病例系列）	绝对更好价值（更好价值治疗为同样的优良但相对更便宜，或是在相同或表现上表现更优良）或更坏价值（更坏价值治疗为同样的优良但更昂贵，或是在相同的价格上价格较高的相同或表现上表现更差）分析
2a	队列研究系统评价（存在同质性）	回顾性队列研究或随机对照试验中的未治疗对照组的系统评价（存在同质性）	纳入级别>2诊断性试验系统评价（存在同质性）	纳入级别2b和更好的研究的系统评价（存在同质性）	纳入级别>2经济研究的系统评价（存在同质性）

续　表

证据级别	干预措施/预防措施/病因/危害	预后	诊断	不同的诊断/症状率研究	经济决策分析
2b	个别队列研究（包括低质量的随机对照试验；例如随访率<80%）	回顾性队列研究或随机对照试验中的未治疗对照组的人群随访；临床决策规则的衍生，或拆分——样本验证方法（在单一样本收集中所有信息后，将之分成"衍生"和"验证"的样本）	含良好的参考标准的探索性队列研究；推断衍生后的临床决策规则，或拆分——样本或数据库验证方法	回顾性队列研究，或随访率低	基于临床上合理成本（或其他替代）的分析，对有限证据进行系统评价，或个别研究；及包括多方面敏感性分析
2c	"结局"研究；生态学研究	"结局"研究		生态学研究	调查或结局研究
3a	病例-对照研究系统评价（存在同质性）	纳入级别3b和更好的研究的系统评价（存在同质性）	纳入级别3b和更好的研究的系统评价（存在同质性）	纳入级别3b和更好的研究的系统评价（存在同质性）	纳入级别3b和更好的研究的系统评价（存在同质性）

续 表

证据级别	干预措施/预防措施/病因/危害	预后	诊断	不同的诊断/症状率研究	经济决策分析
3b	个别病例-对照研究		非连续性研究，或欠缺一致且贯彻彻底应用的参考标准	非连续性队列研究，或非常有限的人群	基于有限的成本（或其他替代）资料的分析，质量差的数据估计值，但包括临床合理差异的敏感性分析
4	病例系列（和质量差的队列研究和病例-对照研究）	病例系列（和质量差的预后队列研究）	病例-对照研究，质量差或非独立的参考标准	病例系列或已被代替的参考标准	欠缺敏感性分析的分析
5	欠缺明确且严格评价的专家意见，或来于生理学、实验室研究或"第一性原理"	欠缺明确且严格评价的专家意见，或来于生理学、实验室研究或"第一性原理"	欠缺明确且严格评价的专家意见，或来于生理学、实验室研究或"第一性原理"	欠缺明确且严格评价的专家意见，或来于生理学、实验室研究或"第一性原理"	欠缺明确且严格评价的专家意见，或来于生理学、实验室研究或"第一性原理"

续表

证据级别	干预措施/预防措施/病因/危害	预后	诊断	不同的诊断/症状率研究	经济决策分析
推荐分级					
A	一致的级别 1 研究				
B	一致的级别 2 或 3 研究或基于级别 1 研究的外推法*				
C	级别 4 研究或基于级别 2 或 3 研究的外推法				
D	级别 4 证据或不一致的或不充分的研究（任何级别）				

注：*"外推法"：数据被应用于具有潜在临床性重要差异的情况而非原来的研究情况。

表2-1-8 2011年的CEBM标准

问题	步骤/级别1*	步骤/级别2*	步骤/级别3*	步骤/级别4*	步骤/级别5*
问题有多普遍?	当地和现有的随机样本调查(或是人口普查)	调查系统评价以允许和当地情况水平进行匹配	当地非随机样本	病例系列	不适用
诊断或监测试验是否准确?(诊断)	横断面研究的系统评价;需要包括有一致且贯彻被应用的参考标准和盲法	个别的横断面研究;需要包括有一致且贯彻被应用的参考标准和盲法	非连续性研究或缺乏一致贯彻被应用的参考标准的研究	病例-对照研究,质量差或非独立的参考标准	基于机制的推理
不实施干预的后果?(预后)	起始队列研究的系统评价	起始队列研究	队列研究或随机对照试验对照组	病例系列或病例-对照研究,或质量差的预后队列研究	不适用
干预措施有帮助吗?(治疗效益)	随机试验或单病例随机试验的系统评价	随机试验带有显著效果的观测性研究	非随机对照队列/随访研究	病例系列或病例-对照研究或历史性对照研究	基于机制的推理

续　表

问题	步骤/级别 1*	步骤/级别 2*	步骤/级别 3*	步骤/级别 4*	步骤/级别 5*
常见危害?（治疗危害）	随机试验的系统评价，巢式病例-对照研究的系统评价，单病例随机试验（你提出的问题指定病人），或带有显著效果的观测性研究	个别的随机试验（特殊的）著有显著效果的观测研究	非随机对照队列/随访研究（上市后监测）——数量上必须足够排除常见危害（长期危害则需要有足够随访周期）	病例系列或病例-对照或历史性对照研究	基于机制的推理
罕见危害?（治疗危害）	随机试验或单病例随机试验的系统评价	随机试验（特殊地）带有显著效果的观测性研究			
测试（早期检测）值得做吗?（筛查）	随机试验的系统评价	随机试验	非随机对照队列/随访研究	病例系列或病例-对照或历史性对照研究	基于机制的推理

注：* 级别降低在于研究质量、不精确性、间接性（研究 PICO 和问题 PICO 不相同）、研究之间的不一致性，或绝对效应量非常小；级别升级在于效应量大或是非常大。

八、GRADE 标准

2000 年，由包括 WHO 在内的 19 个国家和国际组织共同成立了"推荐等级的评估、制定与评价"（the grading of recommendations assessment，development and evaluation，GRADE）工作组，制定出了一个国际统一的证据质量分级和推荐强度标准，并于 2004 年正式推出。该标准代表了当前对证据分级和推荐强度研究的最高水平，是循证医学发展史上的里程碑事件，得到了广泛的认可。GRADE 标准的详细内容详见本章第二节。

九、中国循证医学中心标准

随着循证医学在中国国内的传播和发展，2004 年，中国循证医学中心的李幼平教授等首次在专科医师分类研究中引入证据分级的理念（表 2-1-9），并进一步完善，发表了系列文章，首次对管理领域尚无证据分类分级理念的现状，借鉴循证医学有效证据分类分级的成功经验，探索对管理、教育等非医非药的研究证据进行分级（表 2-1-10）。

表 2-1-9　2004 年中国循证医学中心的证据分级

证据级别	定　义
A	系统评价
B	官方指南
C	有确切研究方法的文献
D	综述
E	专家意见

表 2-1-10　2006 年中国循证医学中心的证据分级

证据级别	定　义
A	系统评价，HTA，Meta-analysis
B	政府及相关机构报告
C	有确切研究方法的文献
D	综述
E	专家意见

十、中医药领域的标准

2007 年，北京中医药大学循证医学中心刘建平教授等结合中医药临床实践特点和当前临床研究现状，提出了中医药临床研究证据体的分级参考意见，这也是首次在中医药领域，提出和应用证据分级理念。具体内容详见表 2-1-11。

表 2-1-11　2007 年中医药临床研究证据体分级参考意见

证据级别	定　义
I a	由随机对照试验、队列研究、病例-对照研究、病例系列这 4 种研究中至少 2 种不同类型的研究构成的证据体，且不同研究结果的效应一致
I b	具有足够把握度的单个随机对照研究
II a	半随机对照试验或队列研究
II b	病例-对照研究
III a	历史性对照的病例系列
III b	自身前后对照的病例系列
IV	长期在临床上广泛使用的病例报告和史料记载的疗法

证据级别	定　义
V	未经系统研究验证的专家观点和临床经验，以及没有长期在临床上广泛运用的病例报告和史料记载的疗法

　　2013 年，南京中医药大学儿科汪受传教授等提出建立中医临床循证实践指南证据分级体系的构想，制定了中医文献证据分级标准（表 2-1-12），将中医文献证据单独列出，进行研究，是中医药领域证据分级体系的又一次发展。

表 2-1-12　2013 年中医文献证据分级标准

证据级别	Delphi 分级标准	中医文献证据分级标准定义
I	大样本，随机研究，结果清晰，假阳性或假阴性的错误很低	大样本，随机研究，结果清晰，假阳性或假阴性的错误很低
II	小样本，随机研究，结果不确定，假阳性和（或）假阴性的错误较高	小样本，随机研究，结果不确定，假阳性和（或）假阴性的错误较高
III	非随机，同期对照研究	非随机，同期对照研究和基于古今文献的中医专家共识
IV	非随机，历史对照和专家意见	非随机，历史对照和当代中医专家共识
V	病例报道，非对照研究和专家意见	病例报道，非对照研究和专家意见

　　注：III级中"基于古今文献的中医专家共识"是指古代医籍记载、历代沿用至今、当代专家调查意见达成共识者；IV级中"当代中医专家共识"是指当代专家调查意见达成共识者；V级中的"专家意见"仅指个别专家意见。

十一、NREPP 标准

在非医非药领域引入循证医学理念，研究制定符合该领域的证据分类分级标准和推荐意见强度，是未来证据发展的挑战之一。随着循证医学的日臻成熟，证据本身将进一步拓展和延伸。目前已有学者和研究机构将循证医学的理念引入更多的行业，并在各自领域对证据分类分级。需要注意的是，不同领域的证据应有不同的质量分级和推荐意见。证据分级依赖于各领域证据生产的全过程，关键在于方法学、证据质量和数量的发展。而推荐强度则依赖证据强度，关键在于表述清楚，简洁实用，尤其在决策者面临重要、复杂而又不确定的问题时。

美国循证研究及实践注册平台（national registry of evidence-based programs and practices，NREPP；http://www.nrepp.samhsa.gov/）的目的是帮助市民了解更多关于可用以证据为基础的干预方法，并确定哪一种最符合他们的需要。NREPP 的研究质量等级是根据支持干预措施的证据强度评估。分数越高，表明证据越可信。每一项结果都是分别评分的，因为每一项干预措施都可能有多种结果（例如：酒精的使用，大麻的使用，校内的行为问题等），并且支持不同干预措施结果的证据也可能不相同。

该标准研究质量评级标准为：

1. 干预措施的可信度。
2. 干预措施的有效性。
3. 干预措施的保真度。
4. 数据缺失和误差。
5. 潜在的混淆变量。
6. 分析的适度性。

评价者使用 0.0 到 4.0 的等级跨度进行等级评定，最高等级是 4.0 级。

推广准备的评级标准为：

1. 推广材料的可用性。

2. 培训资源和支持资源的可用性。

3. 质量保证程序的可用性。

评价者使用0.0到4.0的等级跨度进行等级评定，最高等级是4.0级。

十二、CERQual 标准

2010年以挪威知识转化中心为主的 Claire Glenton、Simon Lewin 教授联合 Cochrane 协作网、Campbell 协作网、GRADE 工作组和 WHO 等国际相关机构研发制定了定性系统评价分级系统 CERQual（confidence in the evidence from reviews of qualitative research），旨在为国际指南小组使用定性系统评价证据提供支持。该标准的介绍详见本章第四节。

十三、中国儿童与老年健康证据转化平台标准

由兰州大学循证医学中心拜争刚博士作为主要负责人创建的中国儿童与老年健康证据转化平台（Chinese clearinghouse for evidence translation in child & aging health，CCET；http://www.ccetchina.org/）是中国首个社会—心理—环境健康服务的儿童健康和老年健康循证数据库，旨在为儿童健康和老年健康服务人员和服务对象提供最佳社会支持、心理干预和环境支持健康干预证据。CCET 课题组研发了"中国老年健康干预项目评级及推荐标准"。此标准是由中国老年健康证据转化平台制定的一套评价当前中国老年健康干预项目的科学性及适用性并做出推荐的一个标准化评价体系，旨在为评价我国老年健康项目的科学性及实用性，并为我国的老年健康研究提供参考及促进老年健康决策科学化。

中国老年健康干预项目评价标准分为两部分：①中国老年健康干预项目科学性评价标准；②中国老年健康干预项目适用性评价标准。干预性项目的科学性评价是指老年健康的研究者分别依据该项目的安全性、可操作性、证据支持性及证据科学性等方面对其做出评价。本标准一共分为五个等级，不满足评价标准的项目则会被评为"不能被评价的项目"。干预性研究证据的适用性指老年研究领域的专家分别根据项目使用的经常性、服务对象的一致性及干预条件的充分性三个方面进行评价。该"标准"分为一至三共三个等级，不满足评价标准的项目则被列为不能被评价的干预性项目。在以上评价的基础上，中国老年健康干预项目推荐标准分为推荐及不推荐两个标准，对推荐及不推荐标准又根据项目的相关性被分为强推荐、弱推荐、强不推荐及弱不推荐标准。本评价推荐主要由具有丰富证据评价经验的两位研究者各自独立完成，如有不同意见则需要共同讨论解决。CCET课题组主要工作之一是评价和转化国外适合中国的儿童健康和老年健康干预项目，课题组的专家委员会从问题的紧急需求性、措施适用性、观念可接受性、知识支持性、政策可行性及经济支持性设计了《国外证据可推广性评价量表》，此量表已经在老年健康的证据转化中被应用并取得了很好的效果。

本评价表包括6方面，基于干预措施在中国老年人群可推广性评分，详见表2-1-13。Ⅰ～Ⅳ代表不同强度分级：Ⅰ代表强度很弱，Ⅱ代表强度弱，Ⅲ代表强度强，Ⅳ代表强度很强。

表 2-1-13 CCET 标准

定 义	级别判断			
	I	II	III	IV
1 紧急需求性（指所研究问题的迫切性强度）				
2 措施适用性（指此干预措施适用于解决此问题的强度）				
3 观念接受性（指服务者及服务对象对实施此措施的观念可接受性，如道德、文化）				
4 知识支持性（指服务者和服务对象掌握用此措施解决问题的难易强度，如适用者掌握知识的能力）				
5 政策可行性（指实施此干预措施的政策支持性强度，如国家是否有政策支持此措施）				
6 经济支持性（指支持实施此措施的经济可行性强度）				
7 紧急需求性（指所研究问题的迫切性强度）				

十四、证据及推荐强度分级演变发展的启示

首先，随着循证医学的发展，证据及推荐分析标准也在不断地发展，经历了从定性到定量（最高证据从单个 RCT 到多个 RCT 形成的 Meta 分析），从局部到整体（从只考虑研究设计质量到全面考虑研究各个环节），从片面到全面（从单一涉及治疗领域，延伸到预防、诊断多个领域），从个别到一般（从医学领域，进一步扩展到管理、教育等领域），从分散到统一（从各自国家制定标准到世界各组织共同制定）的过程。整个过程是不断探索、不断批判、不断修正、不断超越的过程。随着循证医学的进一步发展，证据及推荐强度分级标准，仍将进一步更新

发展。

其次，证据及推荐分级是面对海量信息的有效处理方法，也是对决策者形成科学决策参考的有效手段。当前，人类淹没于信息海洋中，快速获取有效的高质量信息是学习能力的核心内容。依据循证的理念，将信息按研究需要进行合理分类，再进一步进行评价分级，是筛选海量信息的重要方法和技巧。第二，对决策者提供有效的决策参考比拥有证据更为重要，如何给决策者基于当前证据提供一个可靠的利弊参考，对于决策者至关重要。因此，决策者更倾向于获得简洁科学的推荐内容，结合可利用的资源和目标人群的意愿偏好，更为高效地决策。

第二节　GRADE 系统简介

一、GRADE 系统的研发背景

证据是循证医学的核心，基于随机对照试验（RCT）系统评价/Meta 分析是 GRADE 系统出现之前公认的最高级别证据。在临床应用的过程中，我们需要研究证据的真实性、重要性及适用性（其与具体病人的相关程度），而证据的真实性最为关键。当前，出现了很多关于证据级别（level of evidence）和推荐强度（strength of recommendation）的标准来规范证据质量和推荐强度，但这些标准方法各异，标准不一，甚至彼此矛盾。针对当前证据级别及推荐强度存在的不足，由世界卫生组织（WHO）在内的 19 个国家和国际组织于 2000 年组成了"推荐分级的评价、制定与评估（grades of recommendations assessment，development and evaluation，GRADE）"工作组，并于 2004 年正式推出了 GRADE 证据质量分级和推荐强度系统（以下简称 GRADE 系统），成为了证据发展史上的里程碑事件，现已被 WHO、Cochrane 协作网、美国疾病预防控制中心、BMJ Clinical Evidence、American College of Physicians-USA 等多个组织、协会或学术期刊采用（http://www.gradeworkinggroup.org/society/）。

GRADE 系统随着系统评价/Meta 分析方法学的发展也在不断地更新，当前可以用于对传统的头对头比较干预性研究的系统评价/Meta 分析、诊断性研究的系统评价/Meta 分析和网状 Meta 分析进行证据水平分级及形成证据等级。此外，为了方便使用，GRADE 工作组也推出了计算机安装版软件 GRADEpro 和在线软件 Guideline Development Tool（GRADEpro GDT）。GRADE 系统更为详尽的信息可参阅其官方网站 http://www.gradeworking-group.org/；软件的下载及在线使用的相关信息详见网站 http://www.guidelinedevelopment.org/。

GRADE 系统针对的是证据体（evidence body），是适用于系统评价/Meta 分析、临床实践指南和卫生技术评估的分级工具，其形成原理见图 2-2-1。研发指南时，GRADE 系统是借助软件在评价了指南纳入的系统评价/Meta 分析的基础上，进行了证据等级推荐，并拥有一套完善的专家投票使用系统，详见本章第三节。此外，使用 GRADE 研发指南时，一种是由研发者自己制作系统评价/Meta 分析，按照如 Cochrane 系统评价的制作方法完成证据的合成后，对证据进行 GRADE 分级；另一种是直接使用已有的系统评价/Meta 分析，这种情况下在对系统评价/Meta 分析证据进行 GRADE 分级前，需要首先运用方法学质量评价工具 AMSTAR（a measurement tool for the 'assessment of multiple systematic reviews'）量表等评价该系统评价/Meta 的方法学质量，避免不考虑系统评价/Meta 分析的制作质量而盲目进行证据分级，导致分级结果出现重大偏倚。

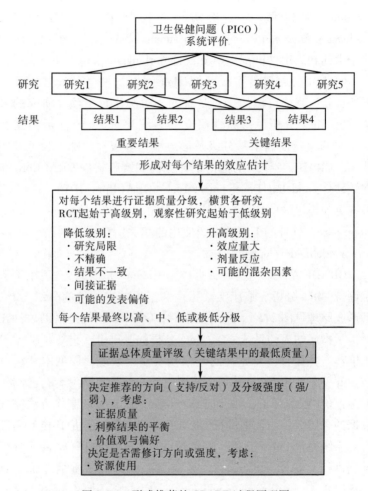

图 2-2-1 形成推荐的 GRADE 过程原理图

无阴影的框是针对系统评价和指南制定的通用步骤,有阴影的框专门针对指南

二、GRADE 系统的特点

1. GRADE 系统的优势

与目前存在的其他众多标准相比，GRADE 系统具有以下优势：①由一个具有广泛代表性的国际指南制定小组制定；②明确界定了证据质量和推荐强度；③清楚评价了不同治疗方案的重要结局；④对不同级别证据的升级与降级有明确、综合的标准；⑤从证据到推荐全过程透明；⑥明确承认价值观和意愿；⑦就推荐意见的强弱，分别从临床医生、患者、政策制定者角度做了明确实用的诠释；⑧适用于制作系统评价、卫生技术评估及指南。

2. GRADE 证据质量和推荐强度

GRADE 系统将证据质量分为"高、中、低和极低"四个等级，推荐强度分为"强推荐和弱推荐"两个等级，并提供了用以描述的符号或字母或数字，详见表 2-2-1 和表 2-2-2。

表 2-2-1 GRADE 证据质量分级的详情表

证据级别	具体描述	研究类型	总分	表达符号/字母
高级证据	进一步研究也不可能改变该疗效评估结果的可信度	• 随机对照试验（RCT） • 质量升高二级的观察性研究	≥0 分	⊕⊕⊕⊕/A
中级证据	进一步研究很可能影响该疗效评估结果的可信度，且可能改变该评估结果	• 质量降低一级的 RCT • 质量升高一级的观察性研究	−1 分	⊕⊕⊕○/B

续　表

证据级别	具体描述	研究类型	总分	表达符号/字母
低级证据	进一步研究极有可能影响该疗效评估结果的可信度,且该评估结果很可能改变	• 质量降低二级的 RCT • 观察性研究	−2 分	⊕⊕○○/C
极低级证据	我们对效应估计值几乎没有信心;真实值很可能与估计值大不相同	• 质量降低三级的 RCT • 质量降低一级的观察性研究 • 系列病例观察 • 个案报道	≤−3 分	⊕○○○/D

表 2-2-2　GRADE 证据推荐强度的详情表

证据质量	推荐强度	具体描述	表达符号/数字
高级证据	支持使用某项干预措施的强推荐	评价者确信干预措施利大于弊	↑↑/1
中级证据	支持使用某项干预措施的弱推荐	利弊不确定或无论高低质量的证据均显示利弊相当	↑?/2
低级证据	反对使用某项干预措施的弱推荐		↓?/2
极低级证据	反对使用某项干预措施的强推荐	评价者确信干预措施弊大于利	↓↓/1

3. 推荐强度的含义

推荐强度均包括了患者、临床医生及政策制定者三个方面。强推荐（strong recommendation）对患者而言,是指在这种情况下，多数患者会采纳推荐方案，只有少数不会，此时若未推荐，则应说明。对临床医生而言，则是指多数患者应该接受该推荐方案；对政策制定者而言，则表明该推荐方案在大多数情况下会被采纳作为政策。弱推荐（weak recommendation）对患者而言，是指在这种情况下，绝大多数患者会采纳推荐方案，但仍有患者不采用。对临床医生而言，则应该认识到不同患者有各自适合的方案，并帮助每位患者制定出能体现其价值观和意愿的决定；对政策制定者而言，则表明制定政策需要实质性的讨论，并需要众多利益相关者参与。

三、GRADE 系统证据质量分级的定量标准

与其他的证据质量分级系统一样，GRADE 分级方法始于研究设计。无论是干预性还是诊断性研究，GRADE 系统对系统评价/Meta 分析的证据质量分级主要考察 5 个降级因素：研究的偏倚风险（risk of bias）、不直接性（indirectness）、不一致性（inconsistency）、不精确性（imprecision）和发表偏倚（publication bias）；2 个升级因素：剂量效应关系（dose-response gradient）和可能的混杂因素（plausible confounding）。

在 GRADE 分级方法中，无严重缺陷的随机对照试验（RCT）为高质量证据，无突出优势或有严重缺陷的观察性研究属于低质量证据。但与其他分级系统不同的是，GRADE 系统详细描述了影响证据质量的因素并给出了分级的定量标准（如果 RCT 中存在可能降低证据质量的因素，则降为中等质量；如观察性研究中有增加证据质量的因素，则上升为中等质量，但观察性研究中如有降低证据质量的因素，则降为极低质量），详见表 2-2-3。

表 2-2-3   GRADE 证据降级和升级因素详情表

具体描述		表示方法
可能降低证据质量等级的因素		
研究的局限性	无	/
	严重	减 1 分
	极其严重	减 2 分
研究结果的不一致	无	/
	严重	减 1 分
	极其严重	减 2 分
不能确定为是否为直接证据	直接证据	/
	部分	减 1 分
	大部分	减 2 分
精确度不够或可信区间较宽	精确	/
	严重	减 1 分
	极其严重	减 2 分
存在发表偏倚	未检测到	/
	强烈怀疑	减 1 分
可能增加证据质量等级的因素		
效应量	不影响	/
	大：2 个或 2 个以上研究的证据一致显示 RR>2 或 RR<0.5，且几乎无混杂因素	加 1 分
	很大：直接证据显示 RR>5 或 RR<0.2，且不影响其真实性	加 2 分
可能的混杂因素会改变疗效	无	/
	效应增加：RR 接近于 1	加 1 分
	效应降低：RR 远大于 1 或远小于 1	加 2 分
剂量—效应关系	无	/
	药物剂量及其效应大小有明显关联	加 1 分

1. 研究的局限性

如果随机对照试验和观察性研究在设计或实施上存在缺陷,则可引起误导性结果的额外风险(其他出版物称为"有效性"或"内部有效性"问题),即研究的局限性(study limitations)或偏倚风险(risk of bias)。

随机对照试验的局限性如下。①分配隐藏不充分:招募受试者的人知道下一位受试者将被分到哪一组(或交叉试验中的哪一时期)(按星期几、出生日期或图表编号等来分配的"假"或"半"随机试验的主要问题)。②盲法缺失:患者、研究实施者、结果记录者、结果判定者或数据分析者,知道患者分配到哪一组(或交叉试验中目前正在接受的药物治疗情况)。③不完整报告患者和结局事件:优效试验中的失访和未遵从意向性治疗原则;或非劣效试验中的失访和未同时进行两种分析:仅分析坚持治疗者和分析所有可得结果数据的患者。④选择性结果报告偏倚:不完整报告或不报告某些结果及基于结果的其他内容。⑤其他局限性:因早期获益而终止试验,使用未经验证的结果测量方法(如病人报告的结果),交叉试验中的延滞效应,整群随机试验中的招募偏倚。随机对照试验的偏倚风险评价,推荐使用 Cochrane 风险偏倚评估工具。

观察性研究的局限性如下。①未能制定和使用合理的入选标准(对照人群的纳入):病例-对照研究中匹配不足或匹配过度,队列研究中从不同的人群选择暴露组和非暴露组;②暴露和结局的测量均存在缺陷:暴露的测量存在差异(如病例-对照研究中的回忆偏倚),队列研究中暴露组和非暴露组的结果监测有差异;③未能充分控制混杂:未准确测量所有已知的预后因素,未对预后因素进行匹配和(或)在统计分析中未进行调整;④随访不完整。

对研究局限性的评价,基本上是与原始研究的质量评价标准相符合的。对于随机对照试验的评价，推荐 Cochrane 风险偏倚评估工具；对于观察性研究，推荐使用 Newcastle-Ottawa Scale；对于诊断性试验，推荐使用 QUADAS-2 评价工具。应用 GRADE 时，原则上如果每个方面都有重要的偏倚风险，则有可能连续降 2 级；若仅为某个方面，或虽有某几个方面有偏倚，但对结局指标影响不严重，可考虑降 1 级或不降级。所有研究类型相关的方法学质量评价工具建议参阅 Zeng 等发表于 *J Evid Based Med* 上的《The methodological quality assessment tools for preclinical and clinical studies, systematic review and meta-analysis, and clinical practice guideline：a systematic review》一文。

2. 不一致性

评价结果不一致性（inconsistency）主要有以下 4 个标准：①点估计值在不同研究间变异很大；②各研究的可信区间很窄或无重叠；③异质性检验 P 值很小；④I^2 值大。

对 I^2 的定义，可以参考《Cochrane Handbook for Systematic Reviews of Interventions》的 5.0 及以上版本中依照 I^2 值将异质性分为四个程度：$0 \sim 40\%$，轻度异质性；$40\% \sim 60\%$，中度异质性；$50\% \sim 90\%$，显著异质性；$75\% \sim 100\%$，很大的异质性。也可以参考 Julian P T Higgins 等在 2003 年将异质性分为低、中、高 3 个程度，分别用 I^2 值 25%、50%、75% 表示。

3. 间接性

间接性（indirectness）也称不直接性。在 GRADE 指南中，间接性的产生方式有 4 种。①人群差异：参与研究的人群可能与我们所关注的人群不同（"适用性"常用于这类间接性）。②干预措施差异：所检验的干预措施可能与我们关注的干预措施不同。有关患者和干预措施间接性的决策取决于对生物或社会因素差异是否大到可能使效应尺度出现预期的较大差异的考虑（与证据质量评价的所有其他方面一样，也需要判断干预措施的相似度。目标人群、干预措施与研究中的人群、干预措施完全一致的情况极少发生且常常不必要，只有当我们认为差异足以能导致结果不同时，我们才降低证据级别）。③结果测量的差异：结果可能有别于最初设定的结局指标——如替代结果本身不重要，但测量之是基于替代结果的变化反映患者重要结局变化这一假设（如对于骨质疏松患者而言，"骨折"为重要结局指标，但采用了"骨密度"作为结局指标）。④间接证据比较：见于没有直接比较（如头对头比较）两个或多个所关注干预措施的证据时，常见术语有"间接比较（indirect comparison）"。

在考虑间接比较时，应重点关注另一类同时包含了直接比较和间接比较的 Meta 分析，即"网状 meta 分析（network meta-analysis）"，又称为"混合治疗比较（mixed treatment comparison）"和"多种治疗 Meta 分析（multiple treatments meta-analysis）"。因网状 Meta 分析中同时纳入直接比较和间接比较证据，故分级过程会相对复杂一些，除了要考虑表 2-2-3 中所述的 5 个降级因素之外，还需要考虑间接比较中不同组别在人群基线特征、共同对照和结果测量方面的传递性（transitivity）及直接比较和间接比较结果的一致性（coherence）。针对网状 Meta 分析的特殊性，GRADE 工作组建议分 4 步来对其进行证据质量分级：第 1 步，将直接比较和间接比较的效应量和可信区间分开呈现；第 2 步，对每一组直接比较和间接比较的证据质量分别进行分级；第 3 和 4 步，确定和呈现基于直接比较和间接比较网状 Meta 分析结果的证据质量。

对于诊断性试验，其使用的结局指标几乎不可能为终点结局指标；但有研究显示诊断性试验常常对患者最终的结局没有实质性影响，因此其间接性则主要包括 3 个方面。①人群的间接性：系统评价纳入的人群与实际接受诊断的人群可能存在不一致。例如，一项旨在评价体格检查能否发现因下段腰间盘突出引起的神经根病变的 Cochrane 系统评价，其关注的是初级卫生保健机构中的患者，而纳入的 9 个研究中有 8 个研究关注的是二级或三级卫生保健机构的患者，两者在纳入人群方面上存在较大的间接性。②待评价的诊断措施或策略的间接性：如试验中使用的设备其型号或规格不一样，以及对照的诊断措施或策略的间接性，如不同试验参考的金标准不一致。③在结局指标方面也存在间接性：即诊断准确性试验中关注的结局指标，如真、假阳性和真、假阴性，只是与患者重要结局相关的中间指标，不能直接代表患者的终点结局，但若仅关注诊断性试验的准确性，则此方面不降级。④存在间接比较：即被研究的试验之间无直接比较（不在同一研究中比较），而是各自与金标准进行比较，若要确定这几种待评价试验各自的优劣，则会涉及间接比较。若间接比较的结果与直接比较的结果不一致，又无合理的原因解释，则考虑降级。可以看出，诊断性试验与干预性试验的间接比较的内涵是不完全一样的。此外，对诊断性试验系统评价间接性影响最大的因素来源于不同诊断医师，因为其年资、背景和能力的差异，对同一诊断数据或图像可能会给出不同结论。

4. 不精确性

不精确性（imprecision）又称"随机误差（random error）"。GRADE 系统中对系统评价和指南的证据质量定义标准是不同的：对于系统评价，质量是指我们对效应估计值的把握度；对于指南，质量则是指我们有多大的把握认为效应估计值足够支持某个特定决策。在系统评价/Meta 分析中，不精确性主要来源于小样本量（small sample size），其判定主要依据效应量估计值的可信区间是否足够窄，如果不是，则证据质量降低 1级（如从高降到中）；如果可信区间很宽，可能要降低 2 级。需要指出的是可信区间越宽则越难判断真实值的范围，对系统评价/Meta 分析结果的信心程度就越不确定。

在系统评价/Meta 分析中，制作者不应在权衡结果利弊的基础上降低证据质量级别，而是基于对疗效评估的信心。因此判断精确性时，不应基于管理决策的阈值，而应考虑"最优信息样本量（optimal information size，OIS）。如果不符合 OIS 标准，则因不精确性而降低证据质量级别，除非样本量极大。如果符合该标准，且效应量 95%可信区间不包括无效值，就不必因不精确性降低证据质量。

关于 OIS 阈值可根据经验法则（rules of thumb）判断：如果不符合 OIS 标准，则因不精确性而降低证据质量，除非样本量很大（至少 200 例，也可能 4000 例）；如果符合 OIS 标准且 95%可信区间不包含无效值（即，RR 的可信区间不包 1.0），才足够精确；如果符合 OIS 标准且可信区间包含无效值（即 RR 的可信区间包含 1.0），可信区间未排除重大获益或危害则降低证据质量级别。

OIS 阈值还可以通过以下公式计算：

$$OIS = [4 \times (Z_{1-\alpha} + Z_{1-\beta})^2 \times P \times (1-P) \div \delta^2] \times [(1 \div (1-I^2)]$$

式中 $Z_{1-\alpha}$ 和 $Z_{1-\beta}$ 为标准正态分布的百分位数；P 是平均风险值（干预组为 P_E，对照组为 P_C）；δ 为 P_E 和 P_C 的差值；I^2 为 Meta 分析中的异质性值（在此公式中应取小数表示，如在 Meta 分析中 $I^2 = 35\%$，在计算 OIS 时则应取值 $I^2 = 0.35$）。

5. 发表偏倚

发表偏倚（publication bias）的识别方法有定性检测与定量检测两种，每种检测又包括多种检测方法。在考虑发表偏倚之前，应先考察检索策略和纳入排除标准，如果系统评价/Meta 分析未检索在研试验（如 WHO 临床试验注册平台）、灰色文献数据或进行了语言或数据库的限制，则有可能遗漏相关研究；其次，应考察纳入研究接受资助和利益冲突声明的情况，当可得证据来自小样本研究且多数由厂商资助时，作者应怀疑存在发表偏倚。若干基于检验数据类型的方法可用于评价发表偏倚，其中最常用的为漏斗图，但这些方法都有较大局限；发表偏倚可能较常见，必须特别关注早期结果、对样本量与事件数都很小的早期试验结果尤其需要小心。采用漏斗图判定发表偏倚为 GRADE 小组推荐使用的方法；对于诊断性试验则使用的是 Deeks 漏斗图。

6. 增加证据质量的因素

GRADE 系统中，除了上述降低证据质量的 5 种原因（局限性、不精确性、不一致性、间接性和发表偏倚）外，GRADE 工作组还提出了三种增加证据质量的因素：效应量大、可能的混杂因素会改变疗效、剂量-效应关系。

在直接证据的前提下，相对危险度（RR）= 2~5 或 RR = 0.2~0.5，且无合理的混杂时，可判定为效应量大（large magnitude of effect）；当 RR>5 或 RR<0.2，且无偏倚风险或精确性（足够窄的可信区间）相关的严重问题时，可判定为效应量非常大（very large magnitude of effect）；此外，与已知的疾病趋势相比较，对治疗的迅速反应也可被视为效应量大。通常，间接证据通常为大治疗效应提供进一步支持。需要注意的是：①当结局为主观指标时，即使效应量很大，系统评价/Meta 分析制作者在做出因果推断时仍应审慎；②一般地，如果我们对偏倚风险、精确性和发表偏倚等其他问题存在诸多顾虑时，也不应因效应量大而升级。

严谨的观察性研究会精确测量与关注结局相关的预后因素，也会对这些因素在干预组与对照组间分布的差异进行分析以校正其效应。多数情况下，我们认为观察性研究仅提供了低质量证据的原因是因无法在分析中校正未测量或未知的对结局有影响的因素，而这些因素很可能在试验组和对照组间分布不均衡。观察性流行病学的专业术语将这种现象描述为"残余混杂（residual confounding）"或"残余偏倚（residual biases）"。GRADE 工作组认为合理的混杂可增加估计效应的可信度。

剂量-效应关系（dose-response gradient）可能会增加我们对观察性研究结果的信心，从而提高原定的证据质量。剂量-效应关系主要体现在药物剂量与某些物化干预措施与其效应大小间有明显关联，如放化疗时的剂量、口服药物的剂量、低能量激光的剂量与疗效间的关系。

第三节　GRADEpro 与 GDT 软件的使用

为使研究者或决策者可以简便地采用 GRADE 系统对证据进行定量的评级并给出建议的推荐强度，GRADE 工作组设计了 GRADEpro 软件（GRADEprofiler software）。该软件界面友好，操作简单，易学易用。为了借助于互联网的快速发展使软件的使用变得更为便捷，GRADE 工作组于 2013 年正式推出了一款在线工具 Guideline Development Tool（GRADEpro GDT）——"循证实践指南研发工具"，希望通过 GDT 致力于将干预和诊断类实践指南制定过程中的重要数据和流程进行整合，更方便研究者使用。同时，GRADE 工作组宣布，后期将逐步停止 GRADEpro 软件的更新，不断完善和推广 GRADEpro GDT 在线工具。本节结合实例，介绍如何使用该工具对干预性系统评价进行证据质量分级。

一、GRADEpro 软件的使用

1. 下载与安装

GRADEpro 软件最早的版本为 3.2 版，目前最新版本为 3.6，是一款公益软件，可从 http://tech.cochrane.org/revman/other-re-

sources/gradepro/download 下载，下载后得到一个名为 GradePro-
Setup. exe 的文件。运行后，用户可以根据自己的需要选择安装
目录（默认为 "C：\ Program Files \ GRADEprofiler"），其他
都是自动安装。安装后可以从桌面快捷方式或开始菜单中运行，
其运行后的页面如图 2-3-1 所示。

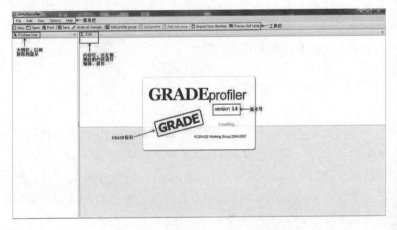

图 2-3-1   GRADEpro. 3.6 运行界面

GRADEpro 有自动检测新版本并提示升级的功能，如果要安
装新版本，不需要先卸载旧版本的 GRADEpro，只需要在弹出的
提示中选择 "Download and exit" 即可激活自动下载程序，下载
完毕按照要求进行安装即可升级。当然，亦可通过上述网站手
工下载新版本后进行安装。

另外，GRADEpro 软件需要在计算机上安装微软网络框架
2.0 版（Microsoft ©. NET Framework version 2.0）或更高版本的
配套。NET Framework 是计算机软件之一，用于构建具有视觉上
引人注目的用户体验的应用程序，实现跨技术边界的无缝通信，

并且能支持各种业务流程。NET Framework 的各版本可从微软公司下载中心（http://www.microsoft.com/en-us/download）免费下载使用。

2. GRADEpro 操作界面与主要功能

2.1　操作界面

在图 2-3-1 中，主操作界面的顶端是菜单栏，包括 GRADEpro 的常用功能，分别有：文件（File）、添加（Add）、浏览（View）、选项（Options）和帮助（Help）。菜单栏下是工具栏，提供了一些操作常用的工具图示按钮，如新建（New）等。工具栏中的许多功能也可以通过点击鼠标右键实现。

每个 GRADE 文件均以单独的窗口展开，分为左右两栏。左侧是大纲栏（Profiles tree），以树形结构呈现，字体呈灰色；右侧是内容栏（Edit），主要是对左侧相应内容进行编辑操作。当点击大纲栏下的选项时，内容栏中会呈现出相应的内容。

2.2　主要功能

GRADEpro 最初研发是为 Cochrane 系统评价（CDSR）创建结果总结表（the summary of findings table，SoF），它还能创建 GRADE 证据概要表（GRADE evidence profile，EP）和评价概观表（overview of reviews table，OoR）。现在，随着 GRADE 系统的广泛推广，GRADEpro 也用于非 Cochrane 系统评价中。当在软件中输入纳入研究数、研究设计类型及增加和降低证据质量的相关信息后，GRADEpro 会自动对证据进行分级，详细内容见本章第二节。

SoF、EP 和 OoR 均以表格形式呈现系统评价/Meta 分析（SR/MA）的结果，并采用 GRADE 系统评价证据质量。他们除了可以直接从 GRADEpro 打开一个空白表创建外，还可以从 GRADEpro 导入；而 SoF 除此之外，还可以使用 RevMan 5 软件中的模板创建。三种表格涵盖的内容见表 2-3-1、图 2-3-7 和图 2-3-8。

表 2-3-1　EP、SoF 和 OoR 三种表格涵盖的条目比较

名称	涵盖条目												
EP	质量评价							患者人数		效应		证据质量	结局的重要性
	研究数量	设计类型	偏倚风险	不一致性	间接性	不精确性	其他考虑	试验组	对照组	相对效应（95% CI）	绝对效应		
SoF	结局指标	比较风险说明（95% CI）		相对效应（95% CI）	受试者人数（研究数）	证据质量（GRADE）	备注						
		假定风险 对照组	相应风险 试验组										
OoR	结局指标	干预与比较		比较风险说明（95% CI）		相对效应（95% CI）	受试者人数（研究数）	证据质量（GRADE）	备注				
		干预	对照组	假定风险 对照组	相应风险 试验组								

从表2-3-1中可以看出，EP 表除有 SoF 表的内容外还包含了详细的质量评价，即除有对每个结局的结果总结外，还包含了对决定证据质量的每个因素的清晰评价；而 SoF 表仅包含了对每个结局的证据质量评价，没有该评价所依托的详细评判信息。但 SoF 表除省略了质量评价的细节描述条目外，所呈现的信息与完整的 EP 表所提供的相同，并增加了评论条目。OoR 表与 SoF 表的内容基本相同。

这种区别源于 EP 表和 SoF 表是针对不同目的和不同使用对象而设置。EP 表提供了系统评价或指南作者所做判断的每个记录，它服务于系统评价作者、结果总结表制作者及那些质疑评价质量的人，有助于 SoF 表制作者确保其所做出的判断系统透明，同时为其他人检查那些判断提供依据；指南制定委员会成员可使用 EP 表以确保他们对作为质量评价基础的判断进行探讨并达成一致意见，从而明确记录于 SoF 表中的相关判断是否正确。SoF 表针对的对象更为广泛，包括系统评价者及指南的终端用户，它将决策者所需要的关键信息进行了简明总结，对指南而言则提供了推荐意见所基于关键信息的总结。

3. GRADEpro 的使用

在此结合 *JAMA* 上 2009 年发表的论文 "Combined corticosteroid and antiviral treatment for Bell palsy：a systematic review and meta-analysis"（下文简称 "C"）对 GRADEpro 3.6 的使用做一个简单的介绍，更为详细使用说明请阅读 GRADEpro 3.6 软件的 "help"。

例文文献：de Almeida JR，Al Khabori M，Guyatt GH，et al. Combined corticosteroid and antiviral treatment for Bell palsy：a systematic review and meta-analysis. JAMA，2009，302（9）：985-993.

3.1　创建 GRADE 数据文件（Grade data file）

　　下载安装好 GRADEpro3.6 后，双击桌面的快捷方式或从开始中单击打开，点击"File"下的"New"，输入文件名（如"C"）并选择保存位置（如"桌面"）后点击"保存"按钮即可创建后缀名为".grd"的 GRADEpro 数据文件，文件的保存位置可以自由选择（图 2-3-2A，图 2-3-2B）。

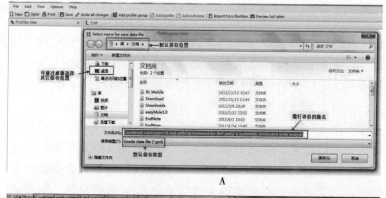

A

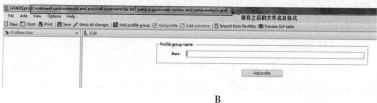

B

图 2-3-2　创建及保存 GRADEpro 数据文件".grd"界面

3.2　创建一个比较

　　在"Profile group name"中输入 SR/MA 的名称（如"C"）（图 2-3-3A），之后点击"Add profile"，即可进入下一环节"Evidence profile"和"Profile information"（图 2-3-3B）。

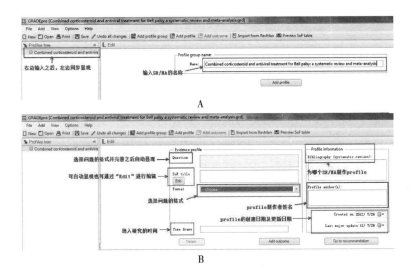

图 2-3-3　创建将要进行评价的 SR/MA 界面

3.3　录入 SR/MA 的基本信息

根据评价者的 SR/MA 的情况，对"Evidence profile"和"Profile information"进行录入。在"Evidence profile"中，首先应在"Format"的下拉菜单中按照研究标题类型选择相关的格式（GRADEpro 3.6 提供 4 种格式：①Should intervention be used for health problem？②Should intervention vs comparison be used for health problem？③Should intervention be used in population？④Should intervention vs comparison be used in population？），软件会根据选择的格式呈现出对应的对话框。

如选择"should［intervention］vs［comparision］be used for

[health problem]?"，就会对应出现"Intervention、Comparsion、Health problem 和 Setting"4 个条目，这些条目会根据"Format"中选择的格式变化而产生变化，但"Intervention 和 Setting"这 2 个基本条目是不会发生变化的。然后根据系统评价内容依次进行录入，这些内容会在"Question"和"SoF title"中同步显示。在"Time frame"栏中输入纳入研究的时间。接着，在"Profile information"中的"Bibliography"下录入所要进行评价的 SR/MA 的标题（如"T"），"Profile author（s）"中录入评价者的姓名，在"Created on 和 Last major update"中选择创建本评价的时间及升级的时间（图 2-3-3B）。如本例，应选择"Should intervention be used for health problem?"，然后按照栏目依次录入，见图 2-3-4。

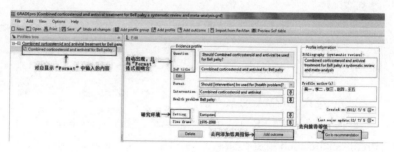

图 2-3-4　录入 SR/MA 的相关信息界面

在本部分，做两点强调：①"SoF title"可以通过点击其下方的"Edit"键进行编辑，如果不想使用或想优化自动生成的题目，当进行手动编辑之后，此部分将不再随着"Question"的变动而更改；②"Setting"是为了给"质量评价"条目中的"其他考虑（Other considerations）"提供参考，此部分填写的内容应为证据的来源，如"住院患者、门诊患者、研究所在地"等。

3.4　添加结局

完成上一步后，单击"Add outcome"，进入下一环节。在"Name of outcome"中输入结局指标的名称；在"Short name"中填写"Outcome"的缩写名（也可以不填），在"Importance"的下拉框中对结局指标的重要性做出判断；在"Assessed/measured with"中填写相应结局指标的测量方法；在"No of studies"中选择结局指标涵盖的相应的研究数，当此处输入之后，就会在其后呈现"Study design"；在"Study design"后的下拉框中选择纳入研究的类型；在"Length of follow-up"后的下拉框中选择随访的时间类型，紧接其后填写时间、在下拉框中选择单位，若是下拉框中提供的单位没有适合相应研究结局的，则选择"other"，其后会自动弹出一个对话框，在其中填写单位（图 2-3-5）。

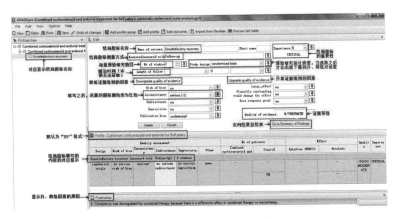

图 2-3-5　添加 SR/MA 相关的结局指标及评价界面

结局的重要性分为 3 个等级：①1~3，重要性有限结局（NOT IMPORTANT）；②4~6，重要结局（IMPORTANT）；③7~9，关键结局（CRITICAL）。此处需要有较深厚的临床专业知识为依托，并结合 SR/MA 的实际情况进行判断；④*Cochrane Handbook for Systematic Reviews of Interventions* 中，对 RCT 和 CCT 的定义区别是"RCT 为采用随机分配法如随机数字表、计算机随机排序、抛硬币法等将受试者分入不同处理者，CCT 则为采用半随机分配法（按入院顺序、住院号、研究对象的生日的奇偶数交替分配）分配到对照或治疗组者"，因此，CCT 即是"半RCT"或"假 RCT"，即 quasi-RCT。GRADEpro. 3. 6 中，只包括了"randomised trails"和"observational studies"两种大类型，因此，CCT 应归于"randomised trails"，建议同时激活后面的备注图标进行备注更好。其余的当选择"observational studies"后，会自动激活其二级栏目，直接选择里面涵盖的类型即可，若没有，则可以进行备注。

3.5　评价结局的质量

继续停留在此页面（图 2-3-5）。在"Study design"后的下拉框中选择原始研究类型（本例为"Randomised studies"）后会出现证据质量评价视窗。在"Downgrade quality of evidence"和"Upgrade quality of evidence"下方的相关条目的下拉框中对证据质量降级和升级因素进行判断，若有的话还需要在自动弹出的"Footnote"中注明原因（填写完毕之后后面的标记会变成红色），若选择"no"则不需要。图 2-3-5 所示为"Unsatisfactory recovery"的升、降级因素。

在本部分，需要强调的是：①所有的"Upgrade quality of evidence"因素及"Publication bias"条目均会在"Other considerations"中呈现。②GRADEpro 3. 6 的"Publication bias"部分由GRADEpro 3. 2 的"无；可能，减 1 分；很可能，减 2 分"变为

了"未检测到；强烈怀疑，减1分"。同时，当其他指标均选择为"no"时，选择"未检测到"时，"Quality of evidence"会呈现"HIGH"；当选择"强烈怀疑"时则呈现为"MORDERATE"（且"Other considerations"中会呈现出"reporting bias"），此指标会随着"Downgrade quality of evidence"中其他选项的判断相应的呈现为"HIGH→MORDERATE→LOW"的变化，随着"Upgrade quality of evidence"中选项的判断呈现为"LOW→MORDE-RATE→HIGH"的变化。

3.6　输入每个结局的数据

完成上述填写后，单击"Go to Summary of Findings"，进入结局输入界面。可以看到，在"Outcome"后已自动呈现为"Unsatisfactory recovery"。在其后的"dichotomous 和 continuous"中选择结局指标数据类型（本例选"dichotomous"），下方的内容将随着选择而呈现相应的变化；在下方的"pooled"等选项中进行选择；在"total number of participants"后的"Intervention"中填写干预组人数，在"Control"中填写对照组人数，当填写完毕后，"Intervention 和 Control"会呈现为蓝色；在"Estimate of the Effect"后的下拉框中选择相应的效应指标，在"of"后填写相应的值，在"95% CI"后填写对应的95%可信区间值，详见图2-3-6。

本部分需要说明的是：①若选择"continuous"，则会出现"Final values/change scores in controls"，需要在其后的下拉框中进行相应的选择，在其后的方框中填写数值，在"Units"中填写相应的单位；还会出现"Range of possible scores"，应在其中填写测量分数不同的可能性范围；在"Better indicated by"的下拉框中选择测量对效应趋势的影响（lower 或 higher）。②若在"pooled"行等选项中选择"not measured"或"not reported"，则下方的结局的相关数据相关项目会自动消失，上一部分中的证据质量评价视窗也会消失。

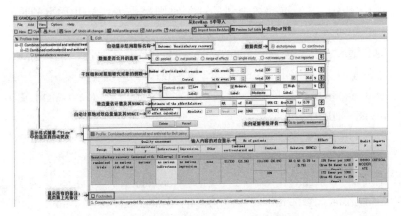

图 2-3-6　输入结局指标相关数据的界面

3.7　输入完成

至此，一个结局指标的评价已全部完成，在内容栏里会呈现出此结局指标相应的 EP、SoF 或 OoR（随着"View"下的选择而产生相应的变化，图 2-3-6）。可点击工具栏中的"Perview SoF table"进入到预览页面。

此时，若还有其他结局指标，则点击工具栏中的"Add"按钮，在下拉项中选择"Outcome"；或者将鼠标置于"Unsatisfactory recovery"上，单击右键，选择"Add outcome"，即可出现一个新的结局指标"New outcome"，位于"Unsatisfactory recovery"下方。单击之，则进入到第四步（图 2-3-5）。按照 3.4 至 3.7 的步骤依次完成相关内容的填写。

3.8　生成 SoF 表

点击工具栏中的"Perview SoF table"进入到预览页面（图

2-3-6）。预览页面中，默认的是生成 SoF 表格；在此界面上，于
"Select format" 中选择 "GRADE evidence profile"，将相应生成
EP。在 "Options" 中选择 "Export table template"，即可在
"No. of rows" 对表格的行数按照需要进行调整，默认的两栏
（图 2-3-7，图 2-3-8）。

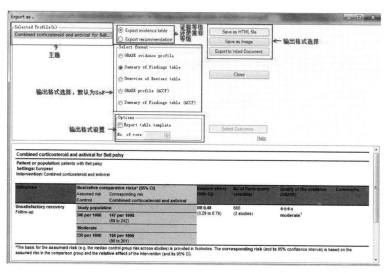

图 2-3-7　评价结果保存界面

3.9　SoF 表的保存

SoF 表、EP 表和 OoR 表的保存格式有 3 种。点击 "Save
HTML file" 可将其保存为 HTML 文件；点击 "Save as Image" 可
将其保存为图像，并可在 "Image format" 中进行图片格式的选
择及在 "Quality" 中设置图片质量；点击 "Export to Word Docu-
ment" 可将其导出到 word 文档中（图 2-3-7）。

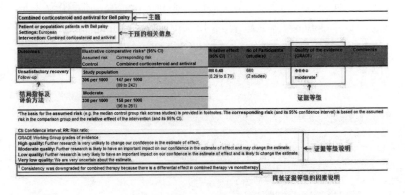

图 2-3-8   SoF 表界面

4. 形成推荐级别

4.1   形成推荐级别

推荐意见是针对目标系统评价/Meta 分析形成的，而非单个的结局指标，除非针对的是目标系统评价/Meta 分析的某个结局指标或仅有一个结局指标。因此，对目标系统评价/Meta 分析的证据质量等级评价完毕后，在图 2-3-4 或图 2-3-5 或图 2-3-6 中点击目标系统评价/Meta 分析的题目（Combined corticosteroid and antiviral treatment for Bell palsy），即所有结局指标的上级栏目。

点击后，选择"Go to Recommendation"按钮，进入到证据推荐界面（图 2-3-9）。在该页面，首先在"Quality of evidence across all critical outcomes"后方的下拉框中选择上述步骤完成的证据质量级别"moderate"，选择后会对应出现证据级别的符号。

在该页面，所有参与指南制定的与本部分相关的专家均需完成"Evidence profiler"的 4 个选项的填写，供选择答案为"yes"或"no"，在每个条目后通过点击"Explanation"在弹出的对话框填写相关理由。

最后，由指南制定小组在"Voting results"中的5个选择下方填入各个推荐等级的投票人数。再综合各方意见，在"Strength of recommendation"后方选择最终的推荐级别。

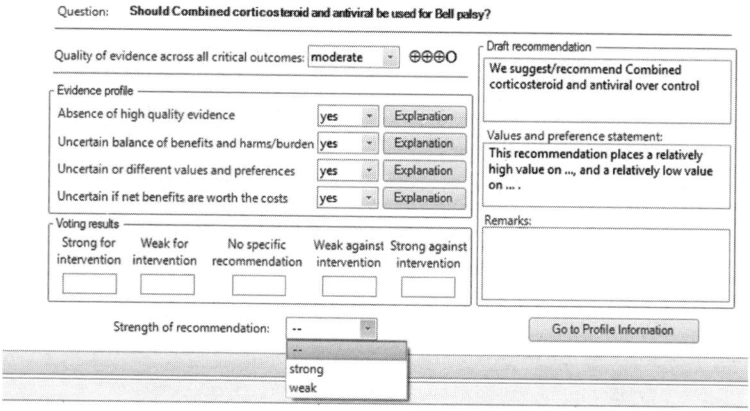

图 2-3-9 证据推荐级别形成界面

4.2 导出推荐级别

在图 2-3-6 中，点击工具栏中的"Perview SoF table"进入到预览页面；接着在图 2-3-7 中，选择"Export recommendation"即可呈现出推荐级别的结果及其相关的信息。本处为了展示该表格的特点，选择了"Export to Word Document"，相关信息见表 2-3-2。因本节未行填写图 2-3-9 中的内容，故表 2-3-2 中相关的位置都是空着的。

表 2-3-2　指南研发小组的证据推荐级别详情表

Draft recommendation for consideration by the guideline panel

- Draft recommendation

We suggest/recommend Combined corticosteroid and antiviral over control

- Values and preferences associated with this recommendation

- Remarks

Overall quality of evidence across all critical outcomes	MODERATE

- Judgements about the strength of a recommendation

Make a judgment using the table below. Add an explanation for your judgement.

Factor	Decision	Explanation
High or moderate quality evidence Is there high quality evidence? *The higher the quality of evidence, the more likely is a strong recommendation.*	■ Yes □ No	
Certainty about the balance of benefits versus harms and burdens Is there certainty about the balance of benefits vs. harms and burdens? *The larger the difference between desirable and undesirable consequences and the higher the certainty about that difference, the more likely is a strong recommendation. The smaller the net benefit and the lower the certainty about the net benefit, the more likely is a conditional (weak) recommendation.*	■ Yes □ No	

续　表

Factor	Decision	Explanation
Certainty or differences in values Is there certainty about and similarity of values and preferences? *The smaller the variability of and uncertainty about values and preferences, the more likely is a conditional (weak) recommendation.*	■ Yes □ No	
Resource implications Is the expected net benefit worth the resources being consumed? *The more resources are consumed (i. e. the higher the costs of an intervention, compared to the alternative being considered, and other costs related to the decision) the more likely is a conditional (weak) recommendation.*	■ Yes □ No	

Frequent "yes" answers will increase the likelihood of a weak recommendation

If consensus is not reached by discussion, this table below allows the panel making a recommendation to record their views (votes) about the recommendation related to a specific interventions, based on their analysis of the available evidence, the benefits and downsides, values and preferences and cost. This assessment is then mapped to the strength of recommendation for the use, or non-use, of each intervention.

Insert the number of votes for the recommendation in each category

GRADE	Strong	Weak	No strength	Weak	Strong
Assessors view of the balance of desirable and undesirable consequences of the intervention	Desirable consequences clearly outweigh undesirable consequences	Desirable conseque-nces probably out-weigh unde-sirable conse-quences	Consequences equally balanced or uncertain	Undesirable consequences probably outweigh desirable consequences	Undesirable consequences clearly outweigh desirable consequences

续 表

GRADE	Strong	Weak	No strength	Weak	Strong
Recommendation	We recommend to do something	We suggest to do something	No specific recommendation	We recommend to not do something	We recommend to not do something
We suggest/ recommend Combined corticosteroid and antiviral over control					

Strength of a recommendation	--

· Recommendation (final)

We suggest/recommend Combined corticosteroid and antiviral over control ([strength] recommendation, moderate quality evidence).

· Values and preferences associated with this recommendation (final)

· Remarks (final)

二、GRADEpro GDT 软件的使用

此处继续以上述文献为例进行介绍。

1. GRADEpro GDT 软件简介

GRADEpro 软件的推出，使 GRADE 系统方法学得到了广泛推广与应用。为适应计算机网络的飞速发展，使 GRADE 系统证据分级及推荐强度方法学更加便捷地推广和使用，GRADE 工作组于 2013 年正式推出了一款在线工具 GRADEpro GDT——"循

证实践指南研发工具"，希望通过 GDT 致力于将干预和诊断类实践指南制定过程中的重要数据和流程进行整合，更方便研究者使用。

GRADEpro GDT 是一款在线软件，不需要下载及安装，直接注册后在线免费使用。该工具目前最佳的支持浏览器是谷歌浏览器和 Mac 系统自带的 Safari 浏览器。可在线使用，也可通过Google App 离线使用。GRADEpro GDT 的官方网站为 http：//www.guidelinedevelopment.org/。点击该网站界面（图 2-3-10）的"Login"即可进入到登录界面（图 2-3-11）。需要注意的是，首次使用时会弹出提醒"是否允许 guidelinedevelopment. org 在您

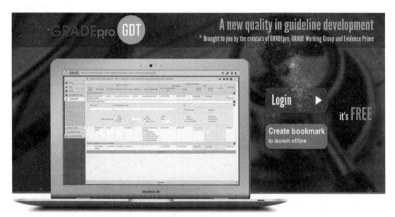

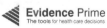

图 2-3-10　GRADEpro GDT 网站界面

的计算机上使用额外存储空间",选择"是"之后方可出现图 2-3-11 的界面。

在图 2-3-11 所示的界面中,若是已有账号及密码,输入信

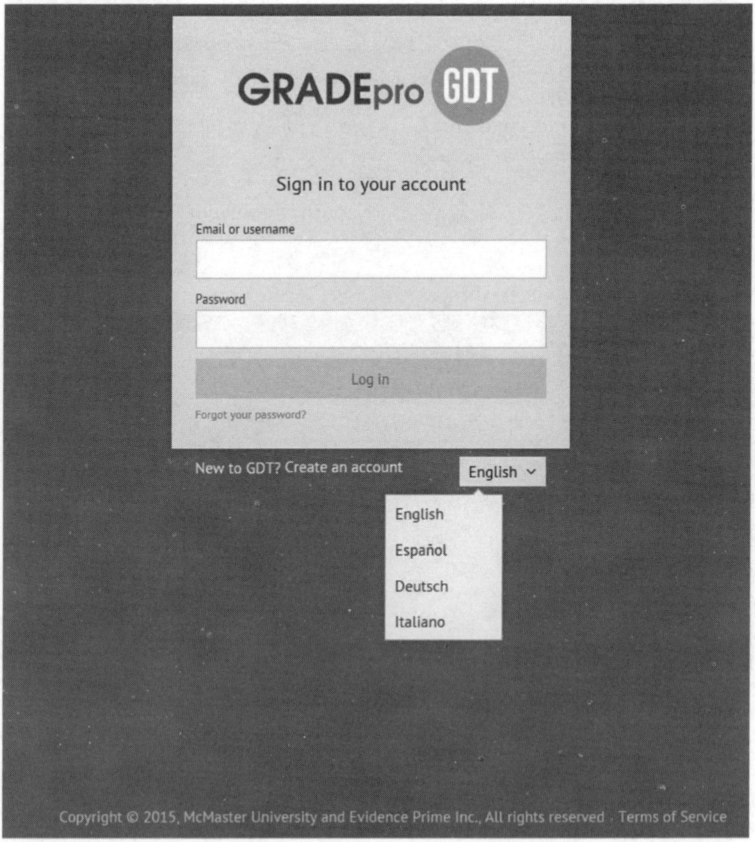

图 2-3-11　GDT 的登录界面

息后直接点击"Log in"即可。若是新用户，则首先点击"Create an account"，进入到图 2-3-12 的界面，按要求输入相应信息后，点击"Create an account"即可完成账号注册。注册完毕后则会自动登录，进入到图 2-3-13 的欢迎界面。需要说明的

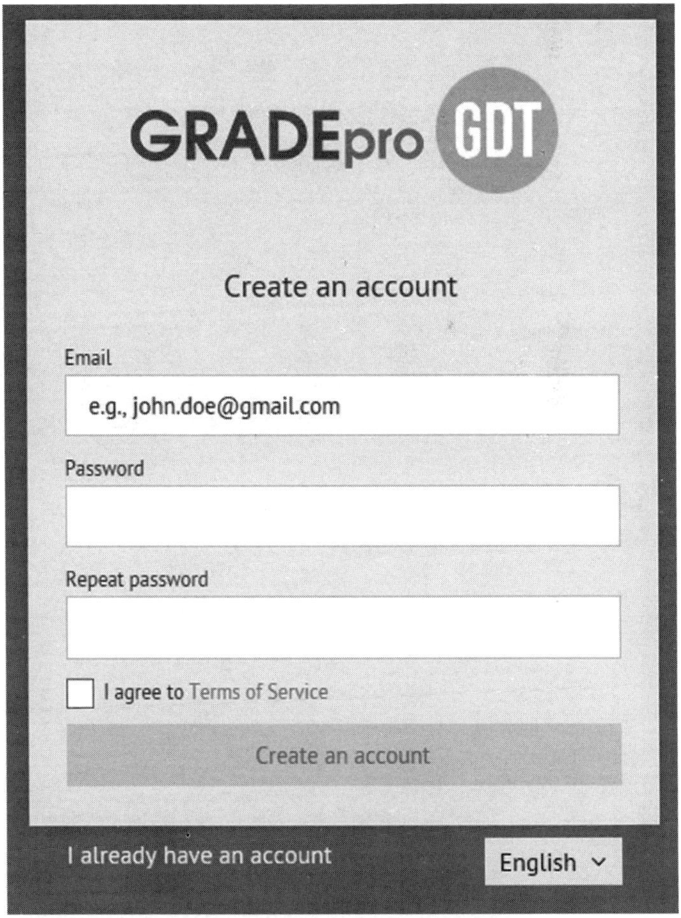

图 2-3-12 GDT 的自由注册界面

是，直接登录后也是进入到该欢迎界面。可以使用右下角的
"Don't show it again" 关闭该欢迎界面，则下次再登录时就不会
出现了。

2. 创建项目窗口

在图 2-3-13 中，点击 "Get started" 进入，进入后可以自由
选择是否学习相关资料。继续点击进入，直至出现图 2-3-14 的

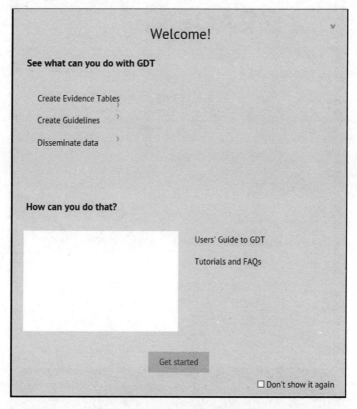

图 2-3-13   GDT 登录后的欢迎界面

界面。

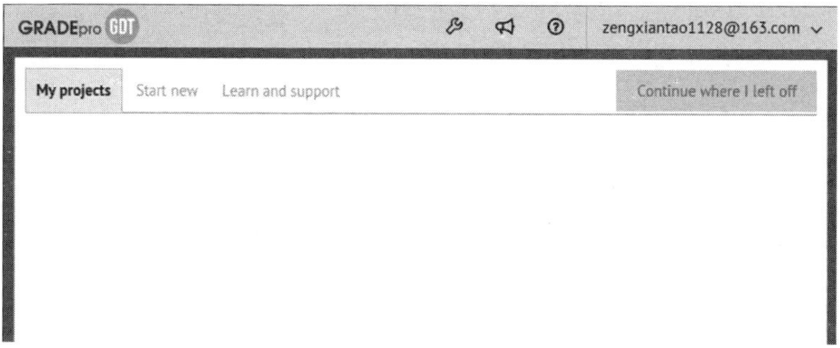

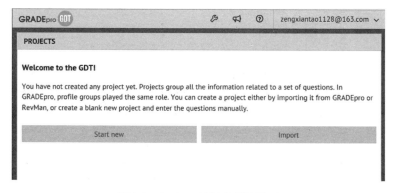

图 2-3-14　GDT 的操作界面

在图 2-3-14 中，点击右上角的"Continue where ｜ left off"，进入到图 2-3-15 的界面。在图 2-3-15 中，点击"Star new"，出现创建新的项目窗口（图 2-3-16），录入项目名称"C"（注：虽GRADEpro GDT 目前支持中文输入，但最后导出相关表格时易出

图 2-3-15　GDT 的新建项目界面

现乱码，故笔者建议以英文录入），并选择相关的项目。为了与上述 GRADEpro 软件相对应，本处选择"Summary of Finding（SoF）Table"，选择后"Creat project"按钮会自动激活，接着点击该按钮完成新项目的建立，随后即可出现项目操作页面（图 2-3-17），该页面分左右两栏，左边是项目栏，从上至下分别是："TASKS"，该栏目可以指定具体的工作计划及备忘提醒；"TEAM"，该栏目可以录入研究成员名单及利益冲突；"SCOPE"，该栏目可以录入该系统评价的题目、目的、意义，关注的问题等相关内容；"DOCUMENT SECTIONS"，该栏目进一步描述该系统评价/指南的具体信息；"COMPARISONS"，该栏目为该网络工具的核心部分，证据质量评估即在此栏目下完成；"DISSMINATION"，该栏目是对研究结果进行初步展示和传播。右边则是操作及信息显示栏。

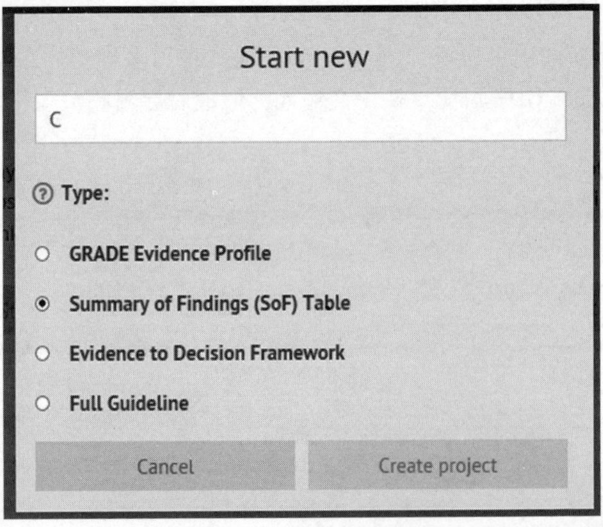

图 2-3-16　GDT 工具在线创建新项目界面

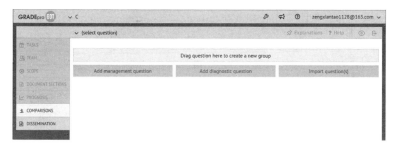

图 2-3-17 GDT 工具在线项目操作界面

3. 录入系统评价关注的问题及数据

点击图 2-3-17 中"Add management question",出现录入具体问题页面,根据系统评价内容,录入相关信息,录入完成后点击顶端标题栏右侧箭头,则进入证据质量评估表格页面(图2-3-18)。仿照 GRADEpro 软件例文信息进行录入,然后点击右上角的保存图标,进行保存,保存后的界面见图 2-3-19。对比图2-3-18 和图 2-3-19 可以发现,保存后的"保存"按钮就变成了"编辑"按钮,同时给出了新建一项新的项目按钮。此时,双击

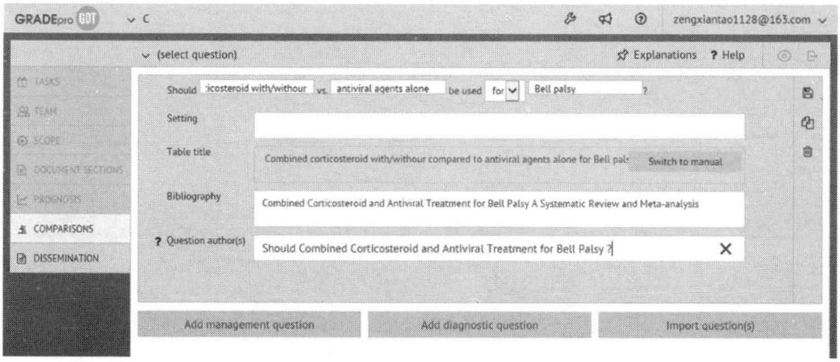

图 2-3-18 GDT 工具证据评价基本信息录入界面

已保存的题目 "Should Combined corticosteroid with/without vs. antiviral agents alone be used for Bell palsy?" 即可出现图 2-3-20 所示的界面。

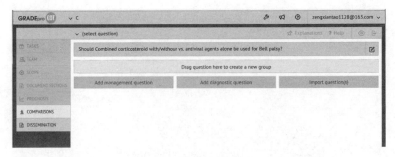

图 2-3-19　GDT 工具证据评价基本信息录入保存后界面

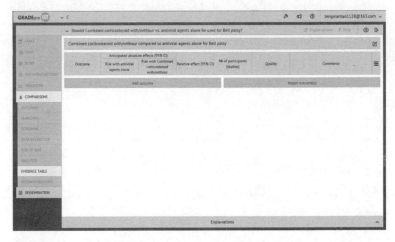

图 2-3-20　GDT 工具证据评价基本界面

在图 2-3-20 的界面中，点击 "Add outcome" 即可录入结局指标相关信息（图 2-3-21）。结局指标的类型（Type）和是否合并（pooled）的信息需要在该界面选择，选择完毕后点击"保存"按钮。

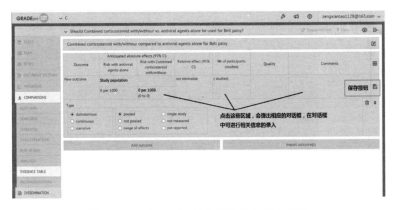

图 2-3-21　GDT 工具结局指标信息录入界面

首先录入结局指标名称，将鼠标放在"New outcome"上双击，即可弹出图 2-3-22 的对话框，填入相关信息后点击"Apply"即可完成结局指标的定义。

接着再双击"Study population"下方的区域，即可弹出图 2-3-23 所示对话框，按图中所示完成对对照组信息的定义后点击"Apply"。在图 2-3-23 中可以看到，定义好的结局指标信息已经显示了。

接着，在图 2-3-23 中，点击"0 per 1000"区域即可弹出定义干预组信息的对画框（图 2-3-24），完成填写后点击"Apply"。接着点击"Relative effect（95% CI）"下方的区域，在弹出的对话框中进行效应量的选择及完成效应量信息的填写，详见图 2-3-25；可以看到，填写完成后，相应的部位自动显示相关的结果（图 2-3-26）。

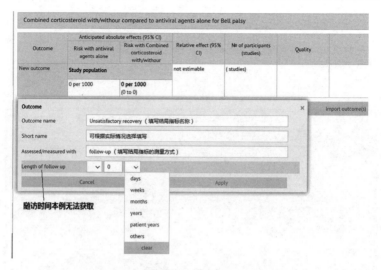

图 2-3-22　GDT 工具定义结局信息录入界面

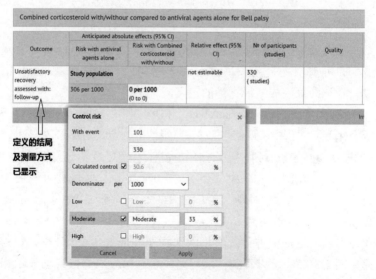

图 2-3-23　GDT 工具对照组信息录入界面

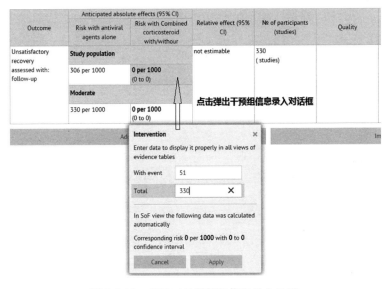

图 2-3-24　GDT 工具干预组信息录入界面

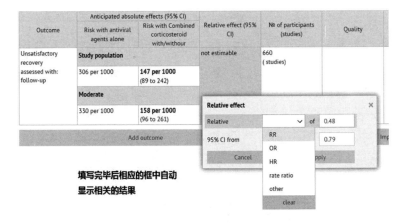

图 2-3-25　GDT 工具效应量信息录入界面

接着，点击"No of participants（studies）"下方弹出研究设计类型、纳入研究数据等信息（图 2-3-26）。可以看到，因为前面已经填写了干预组和对照组的样本量，故在图 2-3-26 中会自动显示样本量信息。

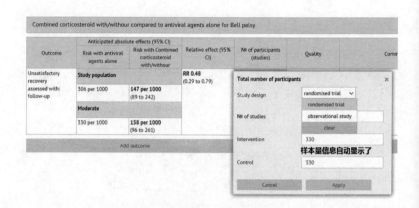

图 2-3-26   GDT 工具纳入研究相关信息录入界面

接着，点击"Quality"下方区域，会弹出升降级因素判断的界面（图 2-3-27）。在图 2-3-27 中，在下拉框中对应选择判断结果；选择完毕后点击"Apply"时会弹出让填写为何升降级的对话框（图 2-3-28），本处直接选择"Skip"，即可看到证据质量等级已经给出了（图 2-3-29）。

至此，对于一篇系统评价/Meta 分析的证据质量等级评价就完成了。

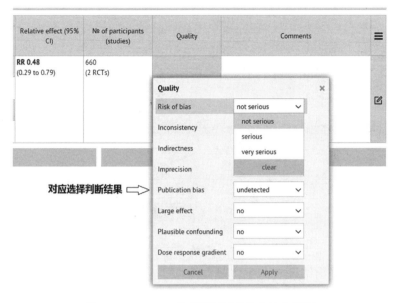

图 2-3-27　GDT 工具升降级因素信息录入界面

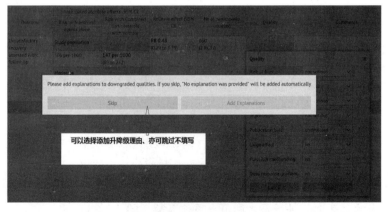

图 2-3-28　GDT 工具升降级因素理由是否填写对话框

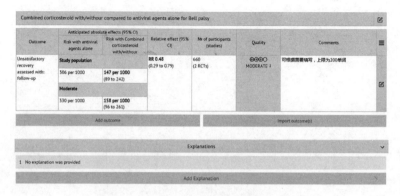

图 2-3-29　GDT 工具全部信息录入的界面

4. 导出结果

点击右上角眼睛形状标志，可选择输出的模式是 SoF 表格还是 GRADE Evidence profile 表格（图 2-3-30）；选择后再点击右上角眼睛形状标志后方的"导出表格"按钮，即可弹出图 2-3-31 所示对话框，选择相关信息后即可激活"Cancel"后方的"Download"按钮。点击"Download"即可导出结果（图 2-3-32）。

5. GRADE Evidence Profile 格式

从上述过程可以看出，没有结局指标类型"importance"的选项。从表 2-3-1 可以看出，这是 EP 表格与 SoF 表格的区别，在图 2-3-16 中选择"GRADE Evidence Profile"，就会出现该选项，见图 2-3-33 所示。

在图 2-3-33 中，定义结局指标名称等相关信息后，点击"Unstatisfactory Recovery"后方的保存按钮进行保存。然后点击"№ of participants（studies）"等下方的空白区域，即可弹出相应的对话框，进行录入即可（图 2-3-34，图 2-3-35）。

EP 表格的导出结果同 SoF 表格。

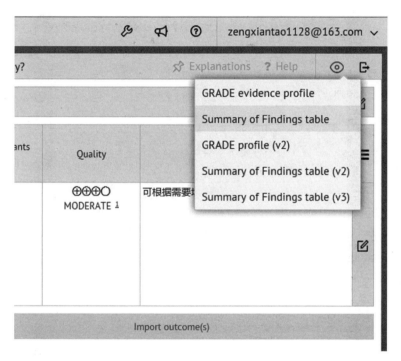

图 2-3-30　GDT 工具结果导出模式选项

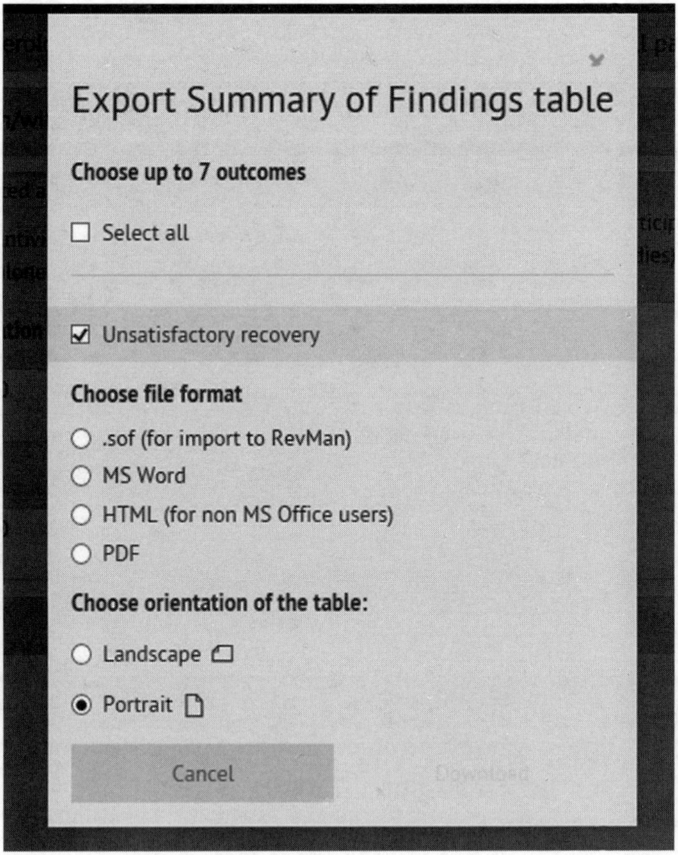

图 2-3-31 GDT 工具结果导出信息选项

Summary of findings:

Combined corticosteroid with/without compared to antiviral agents alone for Bell palsy

Setting:

Intervention: Combined corticosteroid with/without

Comparison: antiviral agents alone

Patient or population: Bell palsy

Setting:

Intervention: Combined corticosteroid with/without

Comparison: antiviral agents alone

Outcomes	Anticipated absolute effects* (95% CI)		Relative effect (95% CI)	№ of participants (studies)	Quality of the evidence (GRADE)	Comments
	Risk with antiviral agents alone	**Risk with Combined corticosteroid with/without**				
Unsatisfactory recovery assessed with: follow-up	**Study population**		**RR 0.48** (0.29 to 0.79)	660 (2 RCTs)	⊕⊕⊕◯ MODERATE [1]	
	306 per 1000	**147 per 1000** (89 to 242)				
	Moderate					
	330 per 1000	**158 per 1000** (96 to 261)				

*The risk in the intervention group (and its 95% confidence interval) is based on the assumed risk in the comparison group and the relative effect of the intervention (and its 95% CI).

CI: Confidence interval; **RR:** Risk ratio; **OR:** Odds ratio;

GRADE Working Group grades of evidence

High quality: We are very confident that the true effect lies close to that of the estimate of the effect

Moderate quality: We are moderately confident in the effect estimate: The true effect is likely to be close to the estimate of the effect, but there is a possibility that it is substantially different

Low quality: Our confidence in the effect estimate is limited: The true effect may be substantially different from the estimate of the effect

Very low quality: We have very little confidence in the effect estimate: The true effect is likely to be substantially different from the estimate of effect

No explanation was provided

图 2-3-32　GDT 导出的证据质量等级 SoF 表格

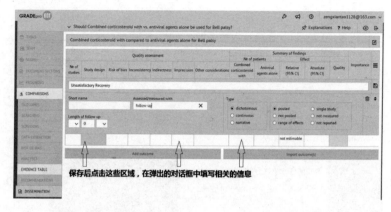

图 2-3-33　GRADE Evidence Profile 格式界面

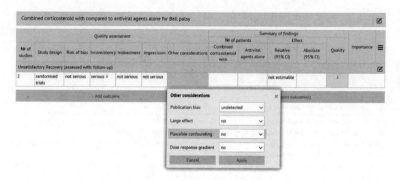

图 2-3-34　GRADE Evidence Profile 信息录入界面

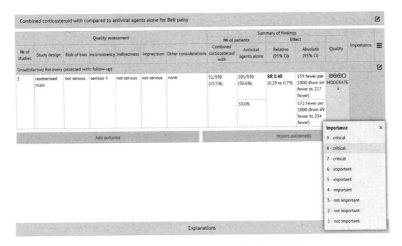

图 2-3-35 结局指标的重要性录入界面

6. 指南推荐意见的产生及导出

GRADEpro GDT 在线工具亦可生成指南推荐意见形成的相关表格，不论是基于 EP 表格格式还是基于 SoF 表格格式，均有两种方法。

一是在上述系统评价证据质量等级评价结果的基础上，通过如图 2-3-36 所示的方式，在设置中选择激活推荐模块"Recommendations and Evidence to Decision Table"；然后点击左侧的"RECOMMENDATIONS"，即可出现指南推荐意见形成相关信息录入页面，完成录入后，点击右上角导出按钮，即可导出"Evidence to decision table"。遗憾的是，在点击左侧的"RECOMMENDATIONS"后，被告知软件出现错误而无法成功加载（图 2-3-37）。这可能是因为 GDT 软件刚刚经过升级调试〔升级前的详细使用方式详见笔者团队专述论文：陈昊，王艳，胡轩铭，等. GRADEpro GDT 在干预性系统评价证据质量分级中的应用.
中国循证医学杂志，2015，15（5）：600-606]。

　　二是在图 2-3-16 中选择"Full Guideline"，出现的则是与
"GRADE Evidence Profile"格式相同的界面。不同的是，此时左
侧的"RECOMMENDATIONS"是处于激活状态，无需通过设置
进行激活。点击图 2-3-36 中的设置进行查看时，可以发现所有
的模块全部处于激活状态（图 2-3-38）。在图 2-3-38 中，通过点
击左侧的"TASKS""TEAM"和"SCOPE"等对指南研发的相
关信息进行录入，以及提交给专家共同研讨等。图 2-3-39 展示
了一部指南研发的整套流程。在"Full Guideline"格式下，在点
击左侧的"RECOMMENDATIONS"后，被告知软件出现错误而
无法成功加载（图 2-3-37）。因此，当下无法演示推荐意见生成
及导出等步骤。

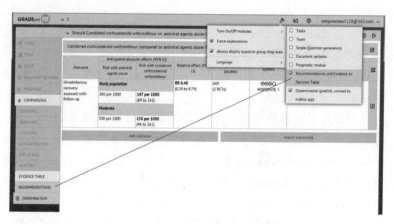

图 2-3-36　选择激活"RECOMMENDATIONS"的方法

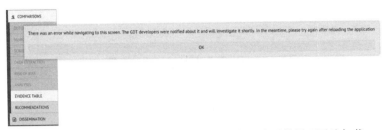

图 2-3-37　模块 "RECOMMENDATIONS" 提示出现错误而无法加载

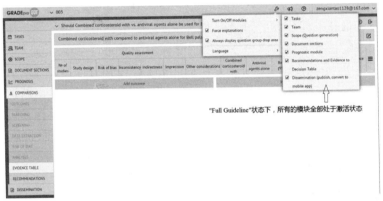

图 2-3-38　 "Full Guideline" 格式的界面

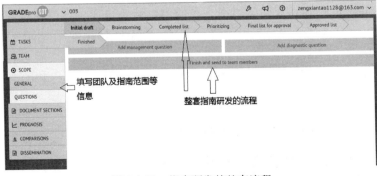

图 2-3-39　指南研发的整套流程

第四节　定性系统评价证据分级
工具 CERQual 简介

一、CERQual 分级工具发展背景及简介

循证医学诞生以来，越来越多的研究者意识到证据分级在循证实践和知证决策方面的重要性。GRADE 系统是当前证据质量和推荐强度分级的国际标准之一，被卫生领域的相关人员应用在定量系统评价、循证临床指南和卫生技术评估等方面。但 GRADE 系统目前主要对干预性定量系统评价进行分级，并不适用于定性系统评价的分级。近年来，定性系统评价数量不断增加，且定量系统评价无法很好提供关于干预措施可接受性和可推广性的证据，不能满足研究者和决策者等证据使用者的需要，因此建立定性系统评价的证据分级系统成为了一种必然。

2010 年以挪威知识转化中心为主的 Claire Glenton、Simon Lewin 教授联合 Cochrane 协作网、Campbell 协作网、GRADE 工作组和 WHO 等国际相关机构研发制定了定性系统评价分级系统——CERQual（confidence in the evidence from reviews of qualitative research），旨在为国际指南小组使用定性系统评价证据提供支持。GRADE 工作组官方网站上对 CERQual 有专门的介绍（http://www.gradeworkinggroup.org/toolbox/index.htm），更多相关内容可查阅该网页，亦可使用邮箱 hmk@nokc.no 与 CERQual 工作组联系。

二、CERQual 分级工具内容

对于同一研究问题，有不同类型和级别的研究证据，基于不同级别研究证据解决同一问题的效果不同，故有必要研发科

学透明的证据分级和推荐系统。从某种意义上来说，针对定性系统评价的 CERQual 分级工具（图 2-4-1）与定量系统评价的分级工具 GEADE 具有相似性，两者都旨在评价证据的可信度，并用高、中、低和极低四个等级表示系统评价证据级别。CERQual分级工具与 Goldsmith 等研究使用的定性研究评价方法有相似之处，均为通过评估单个纳入研究的方法学质量、研究结果的一致性、相关性和数据充分性对定性系统评价总体质量进行分级。评定的标准需要证据使用者自行确定，整个评价过程应当透明并呈现在系统评价总结表中。CERQual 工具基于 4 个方面质量评价条目评价定性系统评价证据：①方法学质量（methodological quality）；②结果一致性（coherence）；③相关性（relevance）；④数据充分性（sufficiency data）。

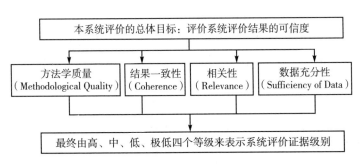

图 2-4-1　定性系统评价质量分级系统

（定量和定性系统评价——证据级别评估准则）

1. 方法学质量

"方法学质量"是评估定性系统评价可信度的重要部分。"定性研究"范畴囊括大量的研究问题和多样的研究设计。正如评价定量研究方法学时提出的问题一样，评价定性研究方法学质量时，我们会提出同样类型的问题。例如，研究结果的效度有多大？研究结果准确度的变异性有多大？以及研究结果的应用范围有多广？然而，由于定性研究中研究问题和研究设计的多样性，以及不同学科构建和评价定性研究的方法不同，不能简单地将评价定量研究的方法应用到定性研究中。正因如此，此领域的研究者们已经致力于构建评价其方法学质量的理论和方法，涵盖了定量和定性研究者共同的关注点，并能有效地用于评价各种定性研究。尽管定性研究的评价方法比定量研究的评价方法更丰富多样，但现有的定性研究评价工具通常只评价了其与定量研究共有的特征，包括研究问题的清晰性、研究人群、抽样方法、数据收集与处理方法及研究结果在其他条件下的适用性和（或）有效性。

CERQual 工具借鉴 CASP（critical appraisal skills programme）2006 评价定性研究的方法学质量清单（表 2-4-1），但不排除使用其他定性质量评价工具（如 UKGCSRO）。因为系统评价的结果由众多原始研究数据所支撑，所以评价方法学质量如何影响研究结果时，应考虑每一个纳入研究的方法学质量。当有一个或更多的低质量原始研究时，系统评价结果的可信度可能会降低。当纳入的原始研究具有重大的方法学缺陷时，系统评价结果的可信度便会受到影响。这一部分的评价结果对系统评价结论有两方面意义：第一，当针对某个特定问题的系统评价所纳入研究的方法学质量低时，表明需要开展更多关于此类问题的高质量原始研究；第二，研究者可以基于方法学质量排除低质量的原始研究，这可能从整体上提高系统评价结果的可信度。

表 2-4-1　CASP 2006 评价定性研究方法学质量清单

清单条目（着眼点）	参考因素	判断
一、筛选问题		
1. 是否清楚地描述了研究的目的？（研究目的）	• 研究的目的是什么 • 为什么研究目的很重要 • 相关性	是/不清楚/否
2. 应用定性研究的方法是否恰当？（研究方法）	• 研究是否旨在解释或说明参与者的行为和（或）主观经验	是/不清楚/否
是否值得继续？		
二、详细问题		
3. 研究的设计是否适合于解决研究目的？（研究设计）	• 研究者是否合理地选择了研究设计？（例如：是否经过讨论来决定采用哪种研究设计方法？）	是/不清楚/否
4. 研究对象的招募策略是否恰当？（抽样）	• 研究者是否对如何选择参与者进行了解释 • 研究者是否对所选择的研究对象最适合于该研究的原因进行了解释 • 关于研究对象的招募是否存在争论（例如：为什么有些人选择不参与研究）	是/不清楚/否

续　表

清单条目（着眼点）	参考因素	判断
5. 资料收集方法能否解决研究的问题？（资料收集）	• 资料收集的方法是否合理 • 是否清楚地描述了资料收集的方法（例如：焦点组，半结构式访谈等） • 研究者是否合理地选择研究方法 • 研究者是否详细地描述了研究方法（例如：对于访谈方法，有没有说明访谈是如何进行的？是否有访谈提纲？） • 研究过程中是否对研究方法进行修订？如果是，研究者是否对如何修订以及为什么修订做出解释？ • 资料的形式是否明确地描述（例如：录音资料，视频资料，笔记等） • 研究者是否讨论了资料饱和问题	是/不清楚/否
6. 是否充分考虑了研究者与参与者之间的关系？（研究者反思）	• 研究者是否严格地审视自己发挥的作用、潜在的偏倚及产生的相应的影响 • 研究问题的格式化、标准化 • 资料收集，包括样本采集和研究场所设定 • 研究者如何应对研究中的突发事件，是否考虑了研究设计的变化所产生的影响	是/不清楚/否

清单条目（着眼点）	参考因素	判断
7. 是否充分考虑了伦理学问题？（伦理学问题）	● 研究是否详细地描述了知情同意的过程，以供读者判断是否符合伦理学标准 ● 研究者是否讨论了研究所提出的问题（例如：知情同意的相关问题、保密性问题和研究者如何处理研究过程中和结束后对参与者产生的影响） ● 是否取得了伦理委员会的批准	是/不清楚/否
8. 资料分析是否足够严谨？（资料分析）	● 是否深入描述了资料分析的过程 ● 是否应用了主题分析法？如果是，是否清楚地描述了从资料中抽提主题的方法？ ● 研究者是否解释了从原始样本中提取资料的方法，用以说明分析的过程 ● 研究资料是否充分用以支持研究的结果 ● 在什么程度上需要考虑资料的相互矛盾 ● 研究者是否严格审视自己发挥的作用，潜在的偏倚及在资料分析和选择过程中的影响	是/不清楚/否
9. 是否清楚地描述了研究的结果？（研究结果）	● 研究结果是否明确 ● 是否充分地讨论了支持和反对研究者观点的证据 ● 研究者是否讨论了研究结果的可靠性（例如：三角互证法、被研究者论证、多个分析者等） ● 研究结果是否为针对研究的问题进行的讨论	是/不清楚/否

续　表

清单条目（着眼点）	参考因素	判断
10. 研究有多大的价值？（研究价值）	• 研究者是否讨论了该研究对现有知识和理解的贡献（例如：研究者是否认为研究结果与当前实际、政策或以研究为基础的文献具有相关性?） • 新领域研究的必要性是否得到认证 • 研究者是否讨论了研究结果能否以及如何应用于其他人群，是否考虑了其他研究方法的可行性	

2. 结果一致性

一致性指系统评价结果的可信度，主要取决于独立研究间的相似性，和（或）对各研究间不同结果的解释，对不同结果的解释是评估可信度的重要部分。定性系统评价可以基于原始数据总结特定合并模型，也可以直接应用原始研究提出的模型进行合并，通常合并模型有以下3种情况：①对于特定问题，单个研究之间的结果具有相似性；②研究间结果不一致，但可以通过原始研究结果进行合理解释，或原文作者给出了合理的假说；③结果与系统评价中提及的模型或理论不一致。当纳入研究的结论不一致，且此不一致难以解释时（例如，有无关或反常的情况，不支持甚至与主要结论相悖），系统评价结论的可信度降低。相反，如果不同研究间结果的差异较小（差异是由特定的问题或环境造成的），或差异能被解释，则认为此系统评价结论的可信度增强。系统评价的合并模型是由作者设计，但通过评价、报告一致性可以描述相关合并模型，并通过系统评价结论中一致性这个概念，可以确定原始数据是否能够支持该模型。

影响系统评价结果一致性的因素是不同研究间的数据结果差异是否可以解释，其结论的可信度会因无法解释的不一致性而降低。以下是 5 种常见的不一致情况：①有效数据不足（在 CERQual 中的"数据充分性"进行评价）；②没有深入寻找出无关或反常情况的原因；③系统评价作者对该领域了解不充分，不能给出合理的解释；④系统评价中提及的理论有缺陷或不完整；⑤系统评价的研究样本不理想。尽管还需要考虑系统评价结论的适用情况，但当结论的一致性好时，仍可提高其可信度。

一致性的评价结果对系统评价有以下 3 方面意义：①系统评价作者应当考虑是否能够从有差异的结果中，提出有关问题新的假说或理论；②当特定系统评价结论缺少一致性时，可能提示该领域需要更多的原始研究，并且应当及时更新系统评价；③系统评价更新时，可以利用纳入研究，设计新的研究探索结果不一致的原因。

3. 相关性

相关性是指纳入的单个研究与系统评价研究问题的相关程度，是评估系统评价结论可信度的重要部分。当纳入研究与系统评价要解决的问题非常相关时，可以增加系统评价结论的可信度。在大多数系统评价中，其纳入标准与研究问题具有很高的相关性，可以反映系统评价要回答的问题。然而，当两者不完全相关时，会降低系统评价结论的可信度，常见于 2 种情况：①纳入研究中的人群、地点或干预措施不能直接回答系统评价所提的问题，作者因此纳入了有相似特征的研究；②纳入研究中只囊括了一部分我们感兴趣的人群、地点或干预。

4. 数据充分性

"数据充分性"是评估定性系统评价合并结果可信度的重要部分。定性证据合成结果基于原始研究的结果，当系统评价结果只有少数研究支持时，就无法确定是否存在有类似的证据，其可信度就会受到质疑。在不同的研究中，需要作者对基于"少数研究"的系统评价的结果做出判断。

数据充分性的评价结果对系统评价有以下 3 方面意义：①当数据不充分时，提示该领域需要更多的相关原始研究；当相关原始研究出现时，需要及时更新系统评价。②数据不充分也提示可能该系统评价关注的问题过窄，应当考虑适当扩大问题范围，或纳入更多解决相似问题的原始研究。③如果采用了抽样法来纳入文献导致数据不充分，意味着抽样法不合适。

5. 总体评价

综合以上各部分的评价结果给出质量等级——高、中、低、极低。具体来说，首先利用前述工具（多为 CASP 清单，表 2-4-1）对每个纳入研究进行方法学质量评价，定量研究和定性研究的方法学质量评价区别见表 2-4-2，就定性研究来说，高（++）是指原始研究满足了评价工具的大多数条目，低（+）是指满足了一部分条目，极低（-）是指仅满足了少数条目或没有满足条目。由纳入研究的方法学质量来确定合成结果的初始证据级别，然后依据结果一致性、相关性和数据充分性进行升降级，得出合成结果的最终证据级别。具体的升降级需要由多名研究人员（包括方法学家）讨论后决定，前文所列判断原则整理如表2-4-3所示。

整个评价过程应当透明，最后需呈现在预先设计的定性系统评价结果总结表（Summary of Finding Table）中。这里的"定性结果总结"表与在 Cochrane 系统评价中使用的"结果总结表"相似——总结概括关键结论以及各个纳入研究的结果，提供定性证据可信度评价的解释。

表2-4-2　定量研究与定性研究合成证据的初始分级

定量研究	定性研究
高级别＝随机对照试验	高级别＝质量清单评分"++"
低级别＝观察性研究	低级别＝质量清单评分"+"
极低级别＝其他证据	极低级别＝质量清单评分"-"
初始证据级别为纳入研究中	初始证据级别为纳入研究中
证据级别（即研究设计）最低的	质量清单评分最低的

　　注：使用质量评分清单（如CASP等定性质量评价工具），纳入研究的质量偏倚（如实施或报告偏倚）不直接影响合成证据的初始分级。

表2-4-3　最终证据级别（高、中、低、极低）升降级原则

定量研究	定性研究
降低证据级别	
偏倚风险（risk of bias）：严重（-1）或极其严重（-2）的局限性	方法学质量（methodological quality）：重大的不一致（-1）
不一致性（inconsistency）：严重（-1）或极其严重（-2）的不一致	结果一致性（coherence）：部分（-1）或大部分（-2）不确定
间接性（indirectness）：部分（-1）或大部分（-2）不能确定为直接证据	相关性（relevance）：是否为直接证据
不精确性（imprecision）：严重（-1）或极其严重（-2）的精确度不足	数据充分性（sufficiency data）
发表偏倚（publication bias）：未检测到（0）或很可能（-1）存在发表偏倚	
升高证据级别	
效应量（effect）：效应值大（+1）或效应值很大（+2）	结果一致性（coherence）：一致性高（基于两个以上证据为++）

续　表

定量研究	定性研究
剂量-效应关系（dose-response gradient）： 存在剂量效应关系（+1）或可能的混杂 因素会降低疗效（+1）	相关性（relevance）：直接升高（+1）

三、CERQual 分级工具的使用解析

案例文献：Byrom J, Dunn PD, Hughes GM, et al. Colposcopy information leaflets：what women want to know and when they want to receive this information. J Med Screen, 2003, 10（3）：143-147.

以英国国家医疗服务系统宫颈癌筛查项目（National Health Service Cervical Screening, NHSCSP）中提出的"当要告知患者需要行阴道镜检查时，何时及告知什么内容更为合适？"问题为例，参考 Goldsmith 等的方法（详见 *Synthesising quantitative and qualitative research in evidence-based patient information*），展示如何制作定性系统评价并借助 CERQual 工具对其进行证据分级。

首先分析该项目所提出的问题，以项目组为回答该问题而进行的定性研究为切入点：①采用的研究设计：定性研究（A 部分）和非比较的描述性研究（B 部分）。②研究目的：确定患者何时了解阴道镜更合适，以及确定告知内容；评价 NHSCSP 手册中的相关建议是否合适。③研究纳入人群：48 名因子宫颈涂片异常而已行阴道镜检查的患者（A 部分）；100 名新发现子宫颈涂片异常，将行阴道镜检查的患者（B 部分）。以上两组均来自英国癌症中心阴道镜检查门诊。④数据收集方法：A 部分采用观察法并整理相关问题；B 部分是自我报告的调查问卷。⑤研

究结果：整理 A 部分病人的访谈内容，整理出患者反映的共性问题（如"什么是子宫涂片异常？"）；B 部分的结果则是"希望告知时间和内容由患者决定"。⑥其他：该研究还包括一个有关 NHSCSP 内容的患者评价，与本主题无关，故没有列在这里。

在进行系统检索和筛选后，共有三篇相关研究。首先由 2 名研究者应用 CASP 清单（表 2-4-1）独立评价三个研究的方法学质量，由于试验设计符合绝大多数的标准，所以三个原始研究证据级别均为高（++），合成结果的初始证据分级也为高。

如果其中之一的证据级别为低（+），则合成结果的初始证据级别则应当改为低，此时应依据另外 2 篇方法学质量为高的研究，进行升级。若二者的"一致性"和"相关性"及"充分性"高时，我们可以将合成结果的最终证据级别升为中等。

在这个合成当中，两个研究都得出了近似的结果"在初次阴道镜检查的会诊时，告知其相关信息是最容易接受的"，所以具有较高的一致性；同时分析研究的人群、地点和干预可以直接回答此合成的问题；虽然仅有 2 个研究，可能存在不充分的风险，但研究者认为在此项研究中，"充分性"影响结果的可能性小；综上可以进行升级。相反，如果剩下的 2 篇研究中结果不一致，有一篇的结果是"在马上要行阴道镜检查时，告知患者相关信息是合适的"，则"一致性"存在影响合成结果的高风险，此时需要由多人讨论"不一致"对这个研究的结果是否重要，如果重要则不能进行升级，即合成结果的最终证据级别仍为低。

四、结语

可以看出，CERQual 分级系统给研究人员留有灵活判断的空间，但其评价过程要求透明，并解释相关判断的理由。

目前，CERQual 作为 GRADE 工作组中的一个小组，主要针对定性系统评价的证据分级，尝试对定性系统评价的质量评价进行了规范和发展。虽然 CERQual 处于刚刚起步的阶段,需要进一步补充其升降级的具体适用条件,发展其推荐系统,但随着患者偏好、干预可推广性及医学人文问题(如文化、信仰、生活方式对医学选择的影响)越来越受重视,定性原始研究越来越规范,CERQual 将会有更广阔的应用空间。

参 考 文 献

[1] 李幼平. 循证医学. 北京:人民卫生出版社,2014.

[2] 陈耀龙,李幼平,杜亮,等. 医学研究中证据分级和推荐强度的演进. 中国循证医学杂志,2008,8(2):127-133.

[3] 李幼平,陶铁军,孙丁,等. 我国专科医师分类研究初探. 中国循证医学杂志,2004,4(3):173-180.

[4] 谢瑜,文进,高晓凤,等. 国外航空风险管理方法及绩效的循证评价-医疗风险系列研究之一. 中国循证医学杂志,2006,6(2):131-138.

[5] 刘建平. 传统医学证据体的构成及证据分级的建议. 中国中西医结合杂志,2007,27(12):1061-1069.

[6] 刘建平. 定性研究与循证医学. 中国中西医结合杂志,2008,28(2):165-167.

[7] 汪受传,陈争光,徐珊,等. 建立循证中医药临床实践指南证据分级体系的构想. 世界科学技术-中医药现代化,2013,15(7):1488-1492.

[8] 于河,刘建平. 定性研究方法及其在医学领域内的应用. 循证医学,2008,8(5):292-296,300.

[9] 童峰,拜争刚. 卫生决策中对系统评价的十大认识误区. 中国循证医学杂志,2013,13(5):531-535.

[10] 关朕,常健博,范源,等. 证据转化中心简介及应用. 中国循证医学杂志,2015,15(2):240-243.

[11] 曾宪涛,冷卫东,李胜,等. 如何正确理解及使用 GRADE 系统. 中

国循证医学杂志，2011，11（9）：985-990.

[12] 罗杰，冷卫东. 系统评价/Meta 分析理论与实践. 军事医学科学出版社，2013.

[13] 曾宪涛. 诊断准确性试验 Meta 分析软件一本通. 北京：军事医学科学出版社，2014.

[14] 曾宪涛，田国祥，牛玉明，等. GRADEprofiler 软件的使用简介. 中国循证心血管医学杂志，2011，3（5）：390-392.

[15] 曾宪涛，冷卫东，郭毅，等. Meta 分析系列之一：Meta 分析的类型. 中国循证医学杂志，2012，4（1）：3-5.

[16] 陈耀龙，姚亮，杜亮，等. GRADE 在诊断准确性试验系统评价中应用的原理、方法、挑战及发展趋势. 中国循证医学杂志，2014，14（11）：1402-1406.

[17] 陈昊，王艳，胡轩铭，等. GRADEpro GDT 在干预性系统评价证据质量分级中的应用. 中国循证医学杂志，2015，15（5）：600-606.

[18] 田旭，易莉娟，宋国敏，等. 网状 Meta 分析中样本量与统计效能计算方法及软件实现简介. 中国循证医学杂志，2015，15（5）：592-599.

[19] 姚亮，陈耀龙，杜亮，等. GRADE 在诊断准确性试验系统评价中应用的实例解析. 中国循证医学杂志，2014，14（11）：1407-1412.

[20] 李胜，张超，原瑞霞，等. 间接比较软件简介. 中国循证医学杂志，2015，15（3）：362-366.

[21] 邬兰，张永，曾宪涛. QUADAS-2 在诊断准确性研究的质量评价工具中的应用. 湖北医药学院学报，2013，32（3）：201-208.

[22] 田金徽，Fujian Song，李伦，等. 间接比较方法简介. 中国循证医学杂志，2014，14（3）：365-368.

[23] 曾宪涛，包翠萍，曹世义，等. Meta 分析系列之三：随机对照试验的质量评价工具. 中国循证心血管医学杂志，2012，4（3）：183-185.

[25] 曾宪涛，刘慧，陈曦，等. Meta 分析系列之四：观察性研究的质量评价工具. 中国循证心血管医学杂志，2012，4（4）：297-299.

［26］ 曾宪涛，庄丽萍，杨宗国，等. Meta 分析系列之七：非随机实验性研究、诊断性试验及动物实验的质量评价工具. 中国循证心血管医学杂志，2012，4（6）：496-499.

［27］ 曾宪涛，曹世义，孙凤，等. Meta 分析系列之六：间接比较及网状分析. 中国循证心血管医学杂志，2012，4（5）：399-402.

［28］ 陈耀龙，姚亮，Susan Norris，等. GRADE 在系统评价中应用的必要性及注意事项. 中国循证医学杂志，2013，13（12）：1401-1404.

［29］ Atkins D，Best D，Briss PA，et al. Grading quality of evidence and strength of recommendations. BMJ，2004，328（7454）：1490.

［30］ Bohren MA，Hunter EC，Munthe-Kaas HM，et al. Facilitators and barriers to facility-based delivery in low-and middle-income countries：a qualitative evidence synthesis. Reprod Health，2014，11（1）：71.

［31］ Campbell DT，Stanley JC. Experimental and quasi-experimental designs for research. Boston：Houghton Mifflin，1963.

［32］ Chalmers I，Hedges LV，Cooper H. A brief history of research synthesis. Eval Health Prof，2002，25（1）：12-37.

［33］ Colvin CJ，de Heer J，Winterton L，et al. A systematic review of qualitative evidence on barriers and facilitators to the implementation of task-shifting in midwifery services. Midwifery，2013，29（10）：1211-1221.

［34］ de Almeida JR，Al Khabori M，Guyatt GH，et al. Combined corticosteroid and antiviral treatment for Bell palsy：a systematic review and meta-analysis. JAMA，2009，302（9）：985-993.

［35］ Eccles M，Clapp Z，Grimshaw J，et al. Russell I：North of England evidence based guidelines development project：methods of guideline development. BMJ，1996，312（7033）：760-762.

［36］ Glasziou P，Vandenbroucke JP，Chalmers I. Assessing the quality of research. BMJ，2004，328（7430）：39-41.

［37］ Glenton C，Colvin CJ，Carlsen B，et al. Barriers and facilitators to the implementation of lay health worker programmes to improve access to maternal and child health：qualitative evidence synthesis. Cochrane Database

Syst Rev, 2013, 10: CD010414.

[38] GRADEpro. [Computer program]. Version 3.2 for Windows. Jan Brozek, Andrew Oxman, Holger Schünemann, 2008.

[39] Guyatt GH, Meade MO, Jaeschke RZ, et al. Practitioners of evidence based care. Not all clinicians need to appraise evidence from scratch but all need some skills. BMJ, 2000, 320 (7240): 954-955.

[40] Guyatt GH, Oxman AD, Kunz R, et al. What is "quality of evidence" and why is it important to clinicians? BMJ, 2008, 336 (7651): 995-998.

[41] Guyatt GH, Oxman AD, Vist GE, et al. GRADE: an emerging consensus on rating quality of evidence and strength of recommendations. BMJ, 2008, 336 (7650): 924-926.

[42] Guyatt G, Oxman AD, Akl EA, et al. GRADE guidelines: 1. Introduction-GRADE evidence profiles and summary of findings tables. J Clin Epidemiol, 2011, 64 (4): 383-394.

[43] Guyatt GH, Oxman AD, Vist G, et al. GRADE guidelines: 4. Rating the quality of evidence-study limitations (risk of bias). J Clin Epidemiol, 2011, 64 (4): 407-415.

[44] Guyatt GH, Oxman AD, Montori V, et al. GRADE guidelines: 5. Rating the quality of evidence-publication bias. J Clin Epidemiol, 2011, 64 (12): 1277-1282.

[45] Guyatt GH, Oxman AD, Kunz R, et al. GRADE guidelines 6. Rating the quality of evidence-imprecision. J Clin Epidemiol, 2011, 64 (12): 1283-1293.

[46] Guyatt GH, Oxman AD, Kunz R, et al. GRADE guidelines: 7. Rating the quality of evidence-inconsistency. J Clin Epidemiol, 2011, 64 (12): 1294-1302.

[47] Guyatt GH, Oxman AD, Kunz R, et al. GRADE guidelines: 8. Rating the quality of evidence-indirectness. J Clin Epidemiol, 2011, 64 (12): 1303-1310.

[48] Guyatt GH, Oxman AD, Sultan S, et al. GRADE guidelines: 9. Rating up the quality of evidence. J Clin Epidemiol, 2011, 64 (12): 1311-1316.

[49] Goldsmith MR, Bankhead CR, Austoker J. Synthesising quantitative and qualitative research in evidence-based patient information. J Epidemiol Community Health, 2007, 61 (3): 262-270.

[50] Harbour R, Miller J. A new system for grading recommendations in evidence based guidelines. BMJ, 2001, 323 (7308): 334-336.

[51] Higgins JPT, Green S (editors). Cochrane Handbook for Systematic Reviews of Interventions Version 5.1.0 [updated March 2011]. The Cochrane Collaboration, 2011. Available from www. cochrane-handbook.org.

[52] Higgins JP, Thompson SG, Deeks JJ, et al. Measuring inconsistency in meta-analyses. BMJ, 2003, 327 (7414): 557-560.

[53] Hannes K, Booth A, Harris J, et al. Celebrating methodological challenges and changes: reflecting on the emergence and importance of the role of qualitative evidence in Cochrane reviews. Syst Rev, 2013, 2: 84.

[54] Lewin S, Glenton C, Noyes J, et al. CerQual approach: assessing How much certainty to place in findings from qualitative evidence syntheses. Quebec, Canada: 21st Cochrane Colloquium; 2013.

[55] McColl A, Smith H, White P, et al. General practitioner's perceptions of the route to evidence based medicine: a questionnaire survey. BMJ, 1998, 316 (7128): 361-365.

[56] North Of England Stable Angina Guideline Development Group. North of England evidence based guidelines development project: methods of guideline development. BMJ, 1996, 312 (7033): 760-762.

[57] Puhan M A, Schünemann H J, Murad MH, et al. A GRADE Working Group approach for rating the quality of treatment effect estimates from network meta-analysis. BMJ, 2014, 349: g5630.

[58] Salanti G, Del Giovane C, Chaimani A, et al. Evaluating the quality of

evidence from a network meta-analysis. PloS one, 2014, 9 (7): e99682.

[59] Soydan H, Mullen EJ, Alexandra L, et al. Evidence-Based Clearinghouses in Social Work. Research on Social Work Practice, 2010, 20 (6): 690-700.

[60] Sackett DL. Rules of evidence and cl inical recommendations on the use of antithrombotic agents. Chest, 1986, 89 (2 Suppl): 2S-3S.

[61] Schünemann HJ, Best D, Vist G, et al. Letters, numbers, symbols and words: how to communicate grades of evidence and recommendations. CMAJ, 2003, 169 (7): 677-680.

[62] Spencer L, Ritchie J, Lewis J, et al. Quality in Qualitative Evaluation: A framework for assessing research evidence. Government Chief Social Researcher's Office, 2003.

[63] Thorlund K, Imberger G, Walsh M, et al. The number of patients and e-vents required to limit the risk of overestimation of intervention effects in meta-analysis-a simulation study. PLoS One, 2011, 6 (10): e25491.

[64] Tong A, Flemming K, McInnes E, et al. Enhancing transparency in reporting the synthesis of qualitative research: ENTREQ. BMC Med Res Methodol, 2012, 12: 181.

[65] The periodic health examination. Canadian Task Force on the Periodic Health Examination. Can Med Assoc J, 1979, 121 (9): 1193 - 1254.

[66] World report on knowledge for better health: strengthening health systems. Geneva: World Health Organization, 2004.

[67] World Health Organization. Optimizing Health Worker Roles for Maternal and Newborn Health (OPTIMIZEMNH). Available from www.optimizemnh.org.Accessed on Sep 2,2015.

[68] Zeng X, Zhang Y, Kwong JS, et al. The methodological quality assessment tools for preclinical and clinical studies, systematic review and meta-analysis, and clinical practice guideline: a systematic review. J Evid Based Med, 2015, 8 (1): 2-10.

第三章　指南研发的方法

第一节　循证临床实践指南研发的方法学基础

一、循证临床实践指南的结构要素

一部规范的循证临床实践指南应当至少包括前言、摘要、指南的正文、指南的方法学和附录五大部分，这五部分也构成了整个指南的结构要素。

1. 前言

前言部分相当于指南的引言和使用说明，该部分主要告知读者本部指南的适用疾病和人群，指南采用的推荐意见形成的方法（包括证据评价方法和推荐强度形成的方法）等内容。内容应当简洁明了。

2. 摘要

指南的摘要和学术论文的摘要有一定的区别，学术论文的摘要目前多采用结构式摘要的方法，按照目的、方法、结果和结论四大部分进行撰写。而指南的摘要则就是指南的推荐意见的汇总，包括了推荐强度和推荐基于的证据等级。

3. 指南的正文

指南的正文是指南的主体部分，主要包括了指南涉及疾病的定义、病因学、流行病学资料、疾病的诊断方法、具体的推荐意见和推荐意见的解释等。

4. 指南的方法学

该部分可以融合在指南的正文部分，亦可单独分章列出。国际指南中大多将方法学部分单独列出。该部分主要介绍指南制定的方法学，包括证据的检索方法、证据的汇总及评价方法、患者意愿价值偏好及资源消耗的研究方法和指南的外审及更新方法等。

5. 附录

该部分是指南的补充，包括指南依据的系统评价和指南使用时的具体说明等无法在指南正文中体现的部分。

此部分需要说明的是，当前的诊疗模式下，尤其是中医的临床实践、专家经验和经典医案医籍，是一类较为特殊的"证据"，按照 GRADE 方法学制定循证实践指南的标准，此类"证据"不能直接作为指南所依据的证据，也无法在指南中得到推荐。但由于中医临床实践的特殊性，专家经验和经典医案医籍对中医临床实践有着重要的指导作用，不能忽视此类特殊"证据"的作用。因此，研发者可以将此类"证据"作为指南的附录，告知读者此类特殊"证据"，这样也可为今后此类"证据"的转化研究提供思路。

二、循证临床实践指南研发制定的方法学核心

循证临床实践指南研发制定的方法学核心在于如何对证据进行评价，如何形成最终的推荐意见。对于该核心问题，目前主要有以下两大类方法。

1. GRADE 系统方法学

GRADE 系统方法学是由 GRADE 工作组于 2004 年正式推出的一套关于证据质量评价和推荐强度确定的方法学体系。其核心思想是证据质量分为高、中、低和极低四个等级；推荐强度有强和弱两个级别。5 个因素可以降低证据质量，3 个因素可以升高证据质量，证据质量和试验设计类型不完全相关，RCT 形

成的证据体可能也会是低质量证据，而观察性研究形成的证据体，亦可能是高质量证据（表 3-1-1）。推荐强度取决于证据质量、利弊平衡分析、患者价值偏好和资源消耗四个方面的因素，因此推荐强度不完全和证据质量正相关，低质量证据亦可形成强推荐，高质量证据亦可成为弱推荐。与传统的证据等级及推荐强度系统相比，GRADE 系统方法学对证据质量和推荐强度的解释和确定更为科学，因此也得到了许多国际机构和组织的使用和推荐。目前 WHO 规定，WHO 研发的指南必须依据 GRADE 方法学体系。

表 3-1-1　GRADE 证据评价表

研究设计	证据质量	降级因素		升级因素	
随机对照试验⟶	高	偏倚风险	−1 重大 −2 极重大	大效应量	+1 大效应量 +2 极大效应量
	中	不一致性	−1 重大 −2 极重大	剂量效应反应	+1 存在剂量效应反应
观察性研究⟶	低	间接性	−1 重大 −2 极重大	负性混杂	+1 存在负性混杂
	极低	不精确性	−1 重大 −2 极重大		
		发表偏倚	−1 可能存在		

　　2. 以牛津大学分级体系和证据金字塔为基础的方法学体系

　　2001 年牛津大学循证医学中心提出了一套证据评价及推荐强度的标准（2009 年和 2011 年又分别进行了更新，表 3-1-2）。随后，由美国纽约州州立大学下州医学中心推出的证据金字塔（图 3-1-1），由于形象直观，得到了广泛的推广。以这两套方法学为基础，许多指南研发制定机构制定出了一系列相类似的指南证据评价及推荐强度确定的方法学体系。以美国国家指南交换中心（National Guideline Clearinghouse，NGC）为代表，该套方法学体系，强调了系统评价是最高级别的证据，同时将专家经验、经典医案医籍也作为最低等级的证据。该套方法学体系应用时间广，理解简单，因此仍有多数指南使用该方法学体系。但由于其认为随机对照试验（randomized controlled trial，RCT）的证据质量一定高于观察性研究，且没有明确提出考虑患者价值偏好和资源消耗，因此存在一定的方法学缺陷。

表 3-1-2　2009 版牛津证据分级及推荐强度

证据级别	定　义	推荐强度	定　义
1a	同质性较好的随机对照试验形成的系统评价	A	有 1 级证据
1b	可信区间较窄的随机对照试验	B	有 2 级证据或 3 级证据，或者从 1 级证据推论而来的证据
1c	全或无案例	C	有 4 级证据或从 2 级、3 级证据推论而来的证据
2a	同质性较好的队列研究形成的系统评价	D	5 级证据
2b	队列研究或低质量随机对照试验研究		
2c	结果研究，生态学研究		
3a	同质性较好的病例-对照研究形成的系统评价		
3b	病例-对照研究		

续 表

证据级别	定　义	推荐强度	定　义
4	病例系列研究或低质量的队列研究和病例－对照研究		
5	为严格论证的专家经验		

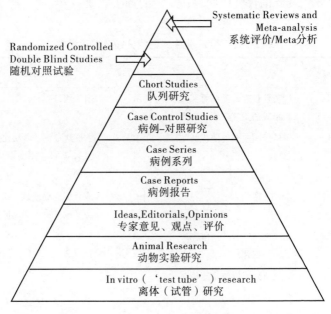

图 3-1-1　证据金字塔

三、循证临床实践指南的方法学流程

循证临床实践指南的方法学流程主要包括 8 大部分。

1. 指南制定工作小组

循证临床实践指南的研发制定，首先需要成立一个综合性的指南制定工作小组，该小组应当包括指南的负责人、学术秘书、临床专家、方法学家、统计学家、流行病学专家、卫生经济学专家、期刊编辑和患者代表等。指南制定工作小组需要定期开会，对指南的各环节工作进行充分的讨论。

2. 构建指南关注的临床问题

临床实践指南是为临床决策提供依据和参考，因此，指南必须针对临床问题。一部高质量的指南，需要有明确关注和解决的问题。因此构建指南需要解决的问题至关重要。

构建问题的方法一般仍采用进行临床试验设计时使用的"PICO"模型的方法。表 3-1-3 和表 3-1-4 分别展示了 PRISMA 声明和 Cochrane 系统评价手册中定义的"PICOS"，指南中的"PICO"与其大致相似。指南中的"P"是指指南所关注的疾病，"I"是指指南拟推荐的干预措施，"C"指与拟推荐干预措施不同的对照措施，"O"指的是该疾病相关的结局指标。当明确四大因素后，就可以十分清晰地构建指南所关注的临床问题了。例如，在制定"双极等离子汽化电切手术治疗良性前列腺增生"的临床实践指南时，指南关注的问题就应当是良性前列腺增生的患者（P），使用双极等离子汽化电切手术（I）与其他前列腺增生手术（C）相比，是否疗效更好？出血更少？恢复更快？（O）

表 3-1-3　PRISMA 声明中的 "PICOS"

	描述	解释
P	研究对象（participants）或定义的疾病（disease）	提供了需要确切定义的一组参与者（通常为患者）的有关人群信息，如对年龄大于 65 的男性的基本特征的定义（通常为疾病），可能考虑到治疗的环境（如急症治疗医院）
I	干预（interventions）或暴露（exposures）	需明确报告系统评价/Meta 分析中考虑的干预措施（暴露）。例如，评价者想评估妇女产前暴露于叶酸与后代神经管缺损的相关性，报告纳入的不同研究的剂量、频率和持续使用时间很可能对读者解读结果和结论很重要。其他干预（暴露）可能包括诊断、预防或治疗处理，具体治疗过程的安排，生活方式的改变，心理或教育的干预，或危险因素
C	比较/对照（comparator/control）	清楚地报告比较（对照）组的干预措施，如常规治疗、药物或安慰剂，这对于读者充分理解系统评价/Meta 分析纳入的原始研究的入选标准是不可或缺的，并且可能为调查者提供一种异质性来源。比较措施经常缺乏充分描述。清楚地报告比较组的干预措施非常重要，且有时可能会影响系统评价/Meta 分析对研究的纳入——很多系统评价/Meta 分析与"标准治疗"相比较，但未对"标准治疗"进行定义，作者们应该对此进行妥善处理
O	结局（outcomes/end-points）	被评估的干预（暴露）的结果（如死亡率、发病率、症状或生活质量的改善）应该进行明确的定义，因为这对系统评价/Meta 分析结果的真实性和适用性是必不可少的

续 表

	描述	解释
S	研究设计（study design/designs）	最后，应该报告纳入研究的设计类型。一些系统评价/Meta 分析报告仅纳入随机试验，然而有的纳入的研究设计类型更为广泛（如纳入随机试验和某些类型的观察性研究）。还有一些（如特定评估危害）的系统评价/Meta 分析，纳入了从队列研究到病例报告的广泛研究设计类型。不管纳入的研究设计类型是什么，均应该进行报告

表 3-1-4 Cochrane 系统评价手册中的"PICOS"

	描述	解释
P	研究对象（participants）	从 7 个方面考虑：①疾病/病情是如何定义的；②描述这些人（研究对象）的最重要的特征是什么；③是否有相关的人口学因素（如年龄、性别、种族）；④研究环境是什么（如医院、社区等）；⑤应该对谁做出诊断；⑥是否有需要被系统评价排除的人（因为他们很可能以不同的方式反映干预效果）；⑦如何处理涉及小部分相关研究对象的研究[1]
I	干预（interventions）	I 和 C 从 5 个方面考虑：①试验组和对照（比较）组的干预措施是什么；②干预措施是否是有变异的（如剂量/强度、给药方式、给药人员、给药频率、给药时机）；③这些变异是否纳入了（例如是否有无法达到适当临床干预效果的一个临界剂量以下的剂量）；④如何处理仅纳入了部分干预措施的试验[2]；⑤如何处理目标干预措施合并了另外一种干预措施（联合干预）的试验[3]
C	比较（comparisons）	

续 表

	描述	解释
O	结局（outcomes）	从6个方面考虑：①对决策制定必不可少的主要结局（包括结果总结表），且通常应该有一个是强调患者最重要结局的指标；②如果有足够的研究，一级结局应该是最能够代表系统评价所有主要结局中的二或三个，以便能够得出干预效果（有利的或不利的）的结论；③二级结局应包括一级结局之外的所有主要结局及有助于解释干预效果的其他结局；④保证结局包括了潜在的结局，如不良反应；⑤考虑结果与所有潜在决策者的相关性，包括经济数据[4]；⑥考虑结局测量的方法及时机
S	研究设计（study design）	Cochrane 系统评价主要关注随机试验[5]，如平行随机对照试验、群组随机试验、交叉试验、半随机对照试验、非等量随机对照试验等

注：[1]. 如研究某种药物对心肌梗死型冠心病的效果，有些研究为研究这种药物对所有类型冠心病的效果；[2]. 如研究硝酸酯类和中药合剂治疗冠心病的效果，有些试验仅为研究中药合剂治疗冠心病的效果，这些研究的对照药物均为硝酸酯类；[3]. 如研究中药合剂治疗冠心病的效果，有些研究治疗组合用了硝酸酯类，这些研究的对照药物均为硝酸酯类；[4]. 决策者除医生外，还有政府机构人员、药物公司人员、指南制定者等；[5]. 现在还有诊断准确性研究的 Cochrane 系统评价。

3. 选择结局指标及评价其重要性

选择最重要的结局指标对于制定一部有价值的指南至关重要，因此，需要通过发放问卷，并通过指南制定工作小组讨论，最终确定指南推荐意见时所需考虑的主要结局指标。对这些结局指标进行分级并有效排序。要求各组员在1~9分的范围内对结局指标进行打分，7~9分表示该结局指标对决策起至关重要的作用，4~6分表示该结局指标重要，1~3分表示该结局指标不重要。每项结果所得到的平均分值不仅表明了所有结果的范围，而且还可以决定该结果的相对重要性。最重要的结局指标将影响最终的推荐。

4. 指南证据的检索与重组

循证临床实践指南是基于现有的系统评价形成的推荐意见，因此，与其他研究不同，循证临床实践指南的证据检索是一个"从高到低"的逐级检索的过程。即从方法学质量高的证据向方法学质量低的证据的逐级检索。首先检索是否存在能够回答指南提出的问题的，汇总了现有的证据的高质量系统评价？如果有，则可以直接引用该系统评价形成的证据体作为指南的证据。如果没有，则进一步检索是否有相关的 RCT 能够回答该问题，再通过 RCT 系统评价的方法形成证据体，作为指南的证据。如果没有 RCT 研究，或者 RCT 研究数量很少且偏倚风险很高，则需要再进一步检索是否有观察性的研究能够回答指南提出的问题，再通过观察性研究的系统评价的方法形成证据体。如果通过检索，仍旧没有原始研究能够回答指南提出的问题，那就说明当前制定该指南的前提尚不具备。

5. 指南的证据评价

目前有多个方法学体系可以用来进行证据评价和指南推荐强度的确定。最为合理、科学的是 GRADE 方法学体系，相关内容已经在第二章进行了介绍，此处不再赘述。GRADE 方法学体系也是目前 WHO 指南、SIGN 指南明确使用的方法学体系。

除 GRADE 方法学体系，目前常用的还有根据牛津大学循证医学中心制定并推出的证据评价和推荐强度体系（表），多个指南制定机构以该方法学体系为蓝本，做出一定程度的改变，形成自己的证据评价和推荐强度分级体系，例如 NGC 等。

6. 在推荐意见中考虑患者的价值偏好及资源消耗

循证实践的特点是最佳的临床实践应当基于当前可获取的

最佳证据，并与医生的个体经验、患者的价值偏好及资源消耗相结合。因此，在循证临床实践指南中，也必须充分考虑患者的价值偏好及资源消耗。

目前，患者的意愿价值偏好的研究尚处于起步阶段，尚未有比较统一的方法学。常用的方法学主要通过效用值的测定来反映个人的某种价值的取向。

效用值的测量方法分为直接测量和间接测量两种。直接测量法有视觉尺度板、标准博弈法、时间权衡法等。间接测量方法主要有健康效用指数系统、欧洲健康质量量表、六维健康效用系统等。

资源消耗的分析研究目前主要借鉴药物经济学的研究方法，主要采用成本-效用分析的方法对干预措施的经济学因素进行研究。

7. 形成指南的推荐意见

证据一经检索、综合与评价，就必须立刻用于形成推荐意见。指南的推荐意见一般包括推荐意见的方向和推荐强度两个要素。推荐意见的方向指是推荐使用该干预措施还是不使用该干预措施。推荐的强度有强弱两个级别，强推荐表明了推荐意见产生的效果是利大于弊，也意味着该推荐在大多数情况下会被采纳。弱推荐则意味着推荐在实施之前要进行充分的讨论，需要结合实际情况进行应用。

在 GRADE 方法中，推荐意见和强度取决于对证据质量、利弊平衡、患者意愿价值观和资源消耗的四个方面的综合考虑。

证据质量对效应估计的信心程度是首要考虑因素。证据质量越高，越适合做出强推荐；如果证据质量偏低，会导致相对效应量的不确定性更大。这种不确定性涉及利弊两方面，因此也更可能提出弱推荐。

在考虑利弊平衡时，我们应该考虑效应量的大小和结局的重要性。如果利明显大于弊，就更可能形成强推荐；如果利弊平衡不确定或只达到了临界净效益（即净效益小），则更可能形成弱推荐。

价值观和意愿以得到的定性证据或指南制定小组不同利益相关者的经验与意见为基础。价值观和意愿的变化越大或具有不确定性，就越可能形成弱推荐。可能原因是：对利弊的相对重要性存在不确定，或对这些利弊的理解存在差异。

指南小组对资源问题的考虑，可通过全面正式的经济学评价或证据检索中获得的估计值进行报告。一项干预所耗费的资源越多，就越不可能形成强推荐。资源利用的不确定性，缺乏成本信息，或不确定资源支出是否符合预期效益等问题，则更可能形成弱推荐。

WHO 指导小组经常会起草推荐方案，包括每个推荐的理由及其相关证据文件的参考文献。

指南制定小组评审并讨论由方法学专家提出的证据概要表，同时考虑患者的价值观和意愿及干预措施的资源投入，如果收集到了这些信息的证据，便对其进行评审与讨论。

指南制定小组就原始推荐的方向与强度达成一致。理想情况下，小组应该达成共识以进行推荐决策；但在不能达成共识的情况下，指南制定小组需要决定如何才能做出决策。小组应该在会前就投票表决规则达成共识。

当汇总收集了上述四方面的信息后，则需要召开指南工作小组会议，形成指南的最终推荐意见。一般来说，由方法学专家提出包含上述四个方面的证据概要表，提交指南制定工作小组进行评审与讨论，理想情况下，小组应该达成共识以进行推荐决策；但在不能达成共识的情况下，指南制定小组需要决定如何才能做出决策。小组应该在会前就投票表决规则达成共识，通过该方法形成指南的最终推荐意见。

8. 指南的外审、监测与更新

指南初稿形成后，需要进行外审，以充分保证指南的质量。一般情况下，指南需要进行二轮外审，外审专家一般不少于 20 人，以临床专家、方法学家和卫生经济学家为主。两轮外审后，根据外审专家意见进行修改，即可形成指南的最终稿。与药物上市后的评价一样，指南定稿正式发表及推广后，还需要对指南的临床实施进行监测，主要观测指南在临床的适用度和应用中的具体问题，这些问题可以作为指南更新的依据。通常，指南需要每两年更新一次，除了对指南在监测过程中提出的问题进行更新外，还需要对当前新出现的证据进行再一次的系统评价，以充分补充和完善指南现有的证据。

四、指南的利益冲突的声明与管理

1. 利益冲突的定义

在指南制定中，当进行专业的判断时，主要利益（如患者的利益，或者研究的有效性）受到次要利益（如经济收入，学术内容）的过度影响时，便会产生利益冲突。WHO 对利益冲突的定义为："任何可能或被认为会影响到专家提供给 WHO 建议的客观性和独立性的利益，会潜在地破坏或对 WHO 工作起负面作用的情况。"因此，其就是可能被认为会影响专家履行职责的任何利益。

2. 利益冲突的声明与管理

根据利益冲突的定义，所有参与指南制定的专家都必须声明与指南有关的利益关系，填写专门的利益冲突声明表。

对利益冲突的声明，需要做到指南小组全体成员被要求公开经济利益冲突（如，收受资金以与相关产业协商）和学术利益冲突（如，与推荐意见密切相关的原始资料的发表）。经济和学术利益冲突分为主要（较为严重）和次要（较为不严重）冲突两类。主要学术利益冲突的操作定义包括与推荐意见直接相关的原始研究和同行评议基金的来源（政府、非营利组织）。主要经济利益冲突的操作定义包括咨询服务、顾问委员会成员及类似产业。工作小组的负责人应无重大的利益冲突。指南制定过程中认为应对一些重大的冲突进行管理，相关措施包括要求相关人员更为频繁地对公开信息进行更新，并且取消与冲突有关的各项活动。

有重大利益冲突的相关人员，将不参与就推荐意见方向或强度进行制定的终审会议，亦不对存在利益冲突的推荐意见进行投票。然而存在重大利益冲突的小组成员可以参与讨论并就证据的解释提供他们的意见。

第二节　WHO 指南

一、WHO 指南介绍

WHO 是国际最大的公共卫生组织，负责对全球卫生事务提供领导，拟定卫生研究议程，制定各类规范和标准，阐明以证据为基础的政策方案，向世界各国提供卫生技术支持，监测和评估卫生发展趋势。制定全球性的指南是 WHO 的一项重要工作。WHO 的指南制定主要是由指南评审委员会参与并通过。2007 年，由 WHO 总干事设立指南评审委员会，旨在确保 WHO 指南的高质量，同时保证指南的制定过程基于透明的、循证的决策程序。自指南评审委员会成立以后，所有包含推荐意见的 WHO 出版物必须经过其批准。这些出版物需要解决尚未解决的需求，其制定和出版应符合国际认可的最佳标准，包括合理地使用证据。

在每部 WHO 指南制定过程中，指南评审委员会将对其进行两次评审：第一次在初始规划阶段，指南范围确定之后；第二次在推荐意见制定完成，且指南文件已被编辑确认之后。指南评审委员会每个月都会对指南制定的初始提案和指南出版前的最终版本进行评审。对初始提案的评审包括评价提案的指南制定流程是否与本手册中描述的流程一致。对最终提交版本的评审主要是为了确保指南制定遵循了获批的流程，以及最终的指南文件符合所有报告要求，并包含清晰可行的推荐意见。指南评审委员会还提供有关如何在流程中的各个阶段提高指南质量的建议与意见。

二、WHO 指南研发制定的方法

WHO 指南是指各类包含了有关卫生干预推荐意见的文件，这些干预涉及临床、公共卫生或卫生政策。推荐意见引导卫生政策制定者、卫生保健提供者或患者"应该做什么"，它指导我们在影响卫生保健和资源利用的不同干预之间做出选择。在指南制定过程中，WHO 采用了国际公认的标准与方法，确保所制定的指南没有偏倚，符合公共卫生保健的需求，且遵循以下两大原则：①推荐意见基于对现有证据全面而客观的评价。②形成推荐意见的流程清晰明确。即读者可知晓推荐意见是如何制定的，由谁制定，其制定依据是什么。

1. WHO 指南制定流程

WHO 指南是由 WHO 某个具体部门提出计划，由指南评审委员会讨论审批后，按照规范的方法进行制定，其主要流程见图 3-2-1。

2. WHO 指南采用的核心方法学体系

WHO 研发制定指南的方法学基础还是基于 GRADE 系统方法学。在具体指南制定时，指南评审委员会会随时对指南的制定研发进行指导和督查，以确保指南的质量。GRADE 系统介绍

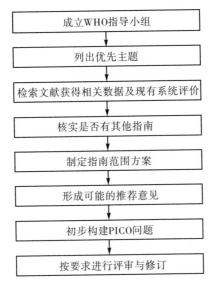

图 3-2-1　WHO 指南制定流程图

详见本书第二章。

3. 指南制定的第一步：规划指南

WHO 指南应该满足切实的全球需求，应该站在公共卫生的角度，并避免重复已有的建议。首先要尽可能早地咨询其他相关部门，并确定制定指南的主要责任人及参与人员。

在正式制定指南前，必须考虑以下几个问题：

谁需要指南？是一个还是多个 WHO 成员国提出的需求？WHO 指南通常需要满足一项全球需求，应该站在公共卫生的角度并避免重复已有的资源。如果已有指南解决了该需求，那么就不需要再制定新的指南。

　　为何现在制定？它是否由 WHO 管理机构提出？是否已有其他组织或其他 WHO 部门制定的针对相同主题的指南？是否只能通过 WHO 获得该主题的最佳意见？

　　该指南是否是某个部门工作项目的一部分？如果该指南正好属于某个计划或项目，那么由 WHO 总部或各个国家实施指南将会更容易。但若没有此类计划或项目，则需考虑是否真的有必要制定该指南？

　　谁是可能的实施者？如果不能确定实施程序，则不应开始这项工作。

　　指南的目的是什么？该指南是否会改善医疗实践，改变临床路径或改良卫生政策？这应是大多数指南的关注重点，也是指南与教科书和参考书的不同之处。

　　何时需要？该指南是否需要解决紧急建议需求？如果是，则考虑制定快速建议指南。此类指南常需要尽快制定并发布，理想状态是 1~3 个月完成，因此不同于其他类型指南的制定要求和流程。

　　是否获得许可？您是否得到了主管的同意？在指南评审委员会（Guidelines Review Committee，GRC）考虑您的计划书之前，您需要得到主管的正式许可，助理总干事（assistant director-general，ADG）也需要批准计划书和最终方案。

　　是否需要合作？为避免制定相似的指南，其他相关部门也应该积极参与。通过咨询 WHO 其他相关部门、指南评审委员会秘书处和 WHO 图书馆，以避免重复以前或当前的工作。要对已发表的有关计划指南的文献进行预检索。相关部门一经确认，便要确定指南的主要负责部门及指南制定的未来参与者。

　　如果以上问题还不能全部确定，那最好先不要着手制定。

　　4. 制定计划

　　指南制定的理由确定充分后，则需要制定详细的计划，具体需要围绕以下十个问题：

- 为什么要制定该指南？
- 指南的目标人群是谁？
- 指南需要何时完成？
- 是否有充足的资金支持？
- 是否已有涵盖相同问题的文件？
- 现有的何种科学证据可指导推荐意见？
- 是否了解现有的系统评价？
- 谁应该参与指南制定？
- 发表类型？
- 是否打算翻译指南？

待以上问题都确定之后，就可以准备进行下一步工作：确定指南范围。

5. 确定指南范围

确定指南范围是界定指南的纳入与排除内容的过程。该范围应该描述以下条目：

- 指南适用的实践或政策领域；
- 指南推荐意见针对的目标人群；
- 指南关注的方案或干预措施；
- 可能出现的结局指标，阳性结局与阴性结局均要包含在内。

该范围应提出可指导数据检索并帮助形成可能的推荐意见的各种问题。还应将指南确保在可控的范围内，并突出重点。确定范围是指南制定过程中一个最为困难但又非常重要的方面。如果范围恰当，指南就具备可控制性，可以根据图 3-2-2 所示，确定指南的主题。

6. 成立指导小组

制定 WHO 指南时，需要成立 3 个小组：WHO 指导小组、

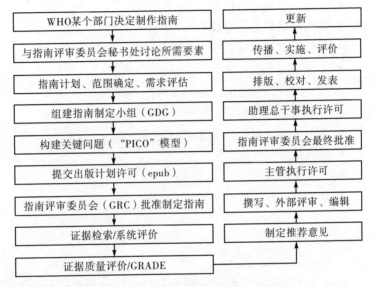

图 3-2-2　WHO 指南主题确定流程图

外部评审小组和指南制定小组。

　　每个小组都有不同的职责，但每个小组的成员组成都需要平衡，以便各成员的兴趣、技能、专业知识、价值观和对地区注意事项的认知可以相互补充，最理想的情况是能够消除潜在的偏倚。指南制定小组成员的组成应该是多学科的，且具备平衡的性别和地区（成员应来自可能使用该指南的地区）。应当包括相关的技术专业人员；指南实施者，如项目管理者和卫生专业人员；受指南影响最大的小组代表团体，如患者；方法学专家（评价证据和制定指南的专家，如所需的卫生经济学家和统计学家）。

7. 构建问题及选择结局指标

人群、干预、对照和结局构成的"PICO"模型是证据检索时起指导作用的四项元素，也是构建问题时候的四个要素。在选择结局指标时，则需要考虑推荐的目的是什么？要达到怎样的效果？可能引起怎样的危害？还需要根据专家实施者和那些受推荐意见影响最大的群体所给出的意见仔细遴选可能的阳性和阴性结局。

根据 GRADE 方法学，证据的评价是以结局指标为单位，一旦形成可行的结局指标清单，可由各小组组员（这里包括指南制定小组和外部评审小组）对这些结局指标进行分级并有效排序。要求各组员在 1~9 分的范围内对结局指标进行打分，7~9分表示该结局指标对决策起至关重要的作用，4~6 分表示该结局指标重要，1~3 分表示该结局指标不重要。每项结果所得到的平均分值不仅表明了所有结果的范围，而且还可以决定该结果的相对重要性。

8. 证据检索和综合

WHO 推荐意见必须基于当前可得的最佳证据。确保检索并提出所有相关证据并非易事。根据指南可能推荐的干预相关的具体问题来制定一篇系统评价是行之有效的方法。如果制作恰当，系统评价会减少选择性引用的风险并提高决策的可靠性和精确性。

尽管系统评价应收集所有证据，但并不是每次都要制定新的系统评价。如果有当前相关的高质量系统评价，可直接利用。如果需要，更新系统评价比制定新的系统评价花费更少且更节省时间。系统评价的检索一旦完成，WHO 指导小组在决策是否需要委托制作新的系统评价之前，必须评价这些系统评价的相关性、时效性和质量。比较系统评价和确定指南范围时形成的PICO 问题，以评价其相关性。若有最近两年内制定的高质量系统评价，则可直接应用。如果是两年前制定的系统评价，则须更新，以纳入更多最新证据。若是一篇 Cochrane 系统评价，则可联系相关评价小组确定是否计划更新。若有多篇系统评价，则推荐使用最新的高质量系统评价（图 3-2-3）。如果没有高质量的系统评价，则需要通过检索原始研究来重新制定一个新的系统评价。

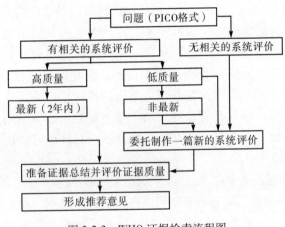

图 3-2-3　WHO 证据检索流程图

9. 证据评价

需要对系统评价中检索和综合的证据进行质量评价。证据质量被定义为"对正确估计效果或相关性的把握度"。WHO 运用 GRADE 方法评价证据体的质量，形成并报告推荐意见。GRADE 方法之所以被 WHO 使用，是因为其被国际公认为制定透明推荐意见的标准。GRADE 相关方法学内容请参见第二章。

10. 形成推荐意见

10.1　形成推荐意见的要素

证据一经检索、综合与评价，就必须立刻用于形成推荐意见。在 GRADE 方法中，证据质量与利弊平衡决定了是支持还是反对此推荐意见。推荐强度取决于对意愿、价值观和资源价值的考虑。

10.2　推荐强度

推荐强度表明了遵循推荐意见的重要性。指南在提出强推荐意见时，就表明了遵从推荐意见产生的效果是利大于弊。也意味着该推荐在大多数情况下会被采纳而作为政策。以上四个因素存在较大不确定性，或当地的指南实施人群的价值观和意愿存在多样化，或干预所耗费的资源在部分地区不高而其他地区很高时，会提出弱推荐。这意味着在推荐被用作政策之前要进行实质性讨论，并需要利益相关者的参与。

当一项干预有效性的证据不足时，最好不要提出推荐意见。证据不足可通过表明"鉴于证据不足，所以不能形成推荐"得以体现。所以可能需要报告系统评价或有关该干预的综述的结果，而非提供推荐意见。通过这种方式，在没有表明优先选择某项干预胜于其他选项时，就可以呈现大量可选择的干预。但在其他情况下，即使证据很少或没有，也可能需要 WHO 的指导。这时就需要明确指出证据的缺乏，且应该清楚罗列各种方案现有的证据情况，如病例报告、国家经验或意见。

10.3　就推荐意见达成一致

指南制定小组评审并讨论由方法学专家提出的证据概要表，同时考虑患者的价值观和意愿及干预措施的资源投入，如果收集到了这些信息的证据，便对其进行评审与讨论。

指南制定小组就原始推荐的方向与强度达成一致。理想情况下，小组应该达成共识以进行推荐决策；但在不能达成共识的情况下，指南制定小组需要决定如何才能做出决策。小组应该在会前就投票表决规则达成共识。

11. 指南的外审

WHO 指南在制定过程中及方案确定发表之前都应进行同行评审。应对评审及回复的过程进行记录。没有必要对每个单独的评价意见都进行回复，但是对每个意见的处理方法必须要有文件记录，其形式可以是保留修改痕迹的文件或是独立的总结。如果指南在推荐意见最终确定后收到了意见，则应注明能进行改动的有哪些。改动应仅限于重大事实错误。

12. 指南的更新

WHO 指南需要发布一个"复核"日期，以说明推荐意见在多长时间内有效。有效期的长短没有绝对的标准。决定指南审核的日期时，要考虑这一研究主题更新的频率、尚未发现证据的领域和潜在需要的新建议。对于标准和完整指南建议最短不少于 2 年，最长不超过 5 年。负责启动审核的部门应在文件中说明。此外，所有 WHO 的意见并非都是基于严格的证据评价（尤其是那些在 2007 年指南评审委员会建立之前出版的指南），它们需要根据手册的要求更新。在需要查找证据来支持现有的大量推荐意见时，指南更新会变得更具挑战性。这时优先处理有争议的领域或那些出现了新证据的领域就显得很重要了。

13. 指南的实施与评价

指南的实施从指南制定一开始就应该予以考虑。理想情况下，指南项目应该在特定主题对应的部门项目或其他项目下开展，这样有助于形成一个高效的指南实施计划。指南的实施是区域和国家或更低一级机构的职责，这也是为何让这些机构参与指南制定过程的原因。WHO 总部和区域办事处可以通过提供工具、支持和协调工作来促进指南的实施。

除了实施，在理想情况下，应该对比分析基线测量的结果和指南干预后的结果。在指南实施的地方进行指南的效果评价很有必要。WHO 通过协调工作、提供建议和实践支持与成员国一起评价指南的效果。

第三节 NICE 指南

一、NICE 及 NICE 指南简介

作为独立的公共机构，英国国家卫生与护理优化研究所（the National Institute for Health and Care Excellence，NICE；http://www.nice.org.uk/；图 3-3-1）提供国家层面的指导和建议，以达到促进英国卫生和社会保健的目的。NICE 负责制定国家层面的指导、标准和相关信息，以提供高质量的卫生和社会保健服务，达到预防和治疗疾病的目的，其建构见图 3-3-2。NICE 处于卫生和社会保健系统的核心地位，鼓励与支持强调以质量和安全为主的方法，以促进治疗的质量和一致性的临床结局指标。

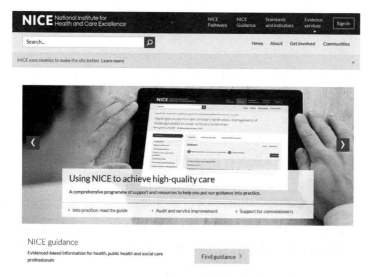

图 3-3-1 NICE 官网界面

此外，NICE与医药和医疗技术产业进行公开透明的合作，新的药品与医疗技术使用的推荐意见使患者可以获得现有最佳成本效益的临床治疗。

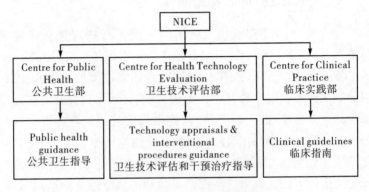

图 3-3-2   NICE 的主要架构

NICE指南辅助临床、公共卫生和社会保健专业人员基于现有最好证据提供最好的治疗和护理措施。从图3-3-1可以看出，NICE指南和其他产品均是独立且具有权威的，其中指南在官网首页上侧栏目及界面中两次出现。它们均基于现有最好证据并对预防、诊断、治疗疾病，促进脆弱人群健康和保健的最佳方式进行解释。全部指南在制定中均需要考虑受其影响人群的意见与观点。该人群包括患者、护工、民众、卫生和社会保障专业人员、医保组织、相关产业、社会保险企业和地方政府。致力于促进医疗质量是与确保有限资源的合理利用相伴随的，因此，NICE指南可以帮助卫生和社会保健提供者在向患者和服务对象提供高质量医疗时充分利用资金。

NICE指南由独立且中立的咨询专家委员会进行制定，该委员会由不同领域的业外人士和来自于临床实践、公共卫生、社会保健和相关产业的代表（如外科医生、助产师、健康经济学家）组成。委员会至少包括 2 名业外人士：患者、护工、服务对象或一般民众。对于指南涉及的对象，患者与民众的需求与偏好置于工作的核心位置。NICE 支持患者、护工、民众、志愿者、慈善和社区组织参与 NICE 的工作，委员会亦负责确保民众的观点为 NICE 的思想与流程奠定基础。业外人士的经验、知识与洞察力有助于 NICE 指南和建议的制定，并且便于确定 NICE 的产品是否如实反映受指南影响人员的需求。NICE 全部指南、质量标准和其他产品的制定均独立于政府的影响之外。在指南与推荐意见制定过程中，个人、患者、委员、专业人员、法定机构、慈善机构和相关产业均可对推荐意见进行评审，此外，在技术评估过程中，对于最终的推荐意见亦有正式的上诉程序。NICE 指南发表后将定期接受评审，并在新的必要的证据出现后对其进行更新。

在推动指南和证据转化的过程中，NICE 通过各式各样的信息整理和传播，以帮助临床、公共卫生和社会保健专业人员实施最好的医疗服务。患者、服务对象和民众亦可以使用 NICE 指南和其他产品作为获取理想医疗措施的指导。

二、NICE 指南研发

1. 指南的目的与主题范围

NICE 指南针对广泛的主题以制定基于证据的推荐意见，这些主题包括特定疾病的预防与管理、健康促进、不同条件下的药物管理、对成人与儿童提供社会关怀与支持、规划多样化服务和干预措施以促进社区健康。指南目的在于提升个性化医疗和综合性医疗。

NICE 指南推荐主要集中在如下 5 个方面：

- 适合于大多数具有某特定疾病或医疗需求的人;
- 适合于某特定人群、团体或处于某特定环境或条件下的人;
- 促进健康或预防疾病的方式;
- 卫生和社会保健服务的配置和供应;
- 国家、地方公共部门与合作关系者提升保健与服务质量的方式。

大多数的指南推荐意见针对个体健康和社会保健从业者,他们在工作中应结合与服务使用者的讨论与判断来使用推荐意见。一些指南推荐意见针对地方官员、委员和管理者,包括规划、调试和促进服务;其他意见适用于提供者(提供服务的组织),学校,公共、私营和志愿部门及合作关系者。指南推荐意见同样适用于卫生和社会保健服务对象(包括购买社会保健的服务者、他们的家人和护工,以及代表其利益的社会组织)。除了意见的推荐,指南还对推荐背后的证据进行概括,并介绍证据的来源、收集、分析和评价方式。

2. 指南主题的选择

NICE 指南主题的选择一般基于以下两大因素的考虑:

- 是否存在基于质量标准的 NICE 公认的指南,并且该指南已涵盖相关主题的全部方面;
- 由委员、专业组织和代表服务对象及其家人、护工的组织考虑主题制定的优先权。

在指南制定中,NICE 主题选择监督小组需要考虑以上因素以确定指南主题。随后 NICE 将与英国国家医疗服务体系(National Health Service,NHS)、英国卫生部和公共卫生部门就已确定的主题进行讨论,并由以上机构同意指南主题制定的优先顺序。随后主题由 NICE 正式提及并将其列入 NICE 指南制定方案中。

3. 指南制定的关键原则

NICE 根据相同的核心原则进行指南的制定，共有 7 条：

- 基于现有工作的最佳证据进行指导；
- 由独立且中立的专家委员制定指导；
- 委员会成员至少包括 2 名非专业人士（有使用卫生或保健服务经验的人员或来自于受指南影响的社区的人员）；
- 定期的协商会议允许组织和个人对推荐意见进行评论；
- NICE 指南发表后均将得到定期的检查，并根据新的必要的证据进行更新；
- 促进机会均等并确保所制定的社会价值判断反映当前社会价值观；
- 确保流程、方法和政策与时俱进。

3.1　证据

NICE 指南推荐意见基于现有最好的证据，使用不同领域、不同种类的证据和其他信息，其范围从使用多样方法的科学研究到来自从业者和服务对象的意见。

指南主题与需要评价的问题决定证据的检索方法，而最适合的证据类型取决于指南问题的类型。例如，随机对照试验往往是评估干预有效性（包括成本效益）的最佳研究类型。但其他的研究设计（包括观察性研究或定性研究）也可用于对有效性，或有效性方面进行评估。这些可能也包括服务提供方式，或者服务对象的经验及其对结局的贡献。对于某些主题，来自于科学研究的证据不足或证据薄弱、矛盾，在这种情况下，需要检索其他来源的证据以判断是否一致或存在不同。NICE 确保无论使用何种证据，均应使用清楚和恰当的方法对证据进行检索和质量评估。

NICE 提供了一套属于自己的方法学质量评价清单，对象包括了系统评价/Meta 分析、随机对照试验、队列研究、病例-对照研究、诊断准确性试验、经济评价研究、定性研究和预后研究。表 3-3-1 给出了针对系统评价/Meta 分析的清单，表 3-3-2 给出了针对随机对照试验的清单。

表 3-3-1　NICE 评价系统评价/Meta 分析的质量清单

研究鉴定			
包括作者、标题、参考文献、发表年份			
指南主题：		评价问题编号：	
清单完成人：			
筛选问题			
制作规范严谨、相关的系统评价：		对符合选项画圈或高亮	
系统评价定义了一个清晰明确的问题，这个问题是指南所关注的相关问题之一	是	否	不清楚
系统评价纳入的研究设计类型与指南所关注问题相关	是	否	不清楚
检索策略充分严密，能够检索出所有相关的研究	是	否	不清楚
评价并报告了研究质量	是	否	不清楚
充分描述了所使用的统计方法，且这些方法是恰当的	是	否	不清楚

表 3-3-2　NICE 评价随机对照试验的质量清单

A. 选择偏倚（比较组间的系统偏差）				
A_1	采用合适的随机化方法将受试者分配到治疗组（确保相关的混杂因素在各组间是一致的）	是	否	不清楚　N/A
A_2	合适的分配隐藏方案（如研究者、临床医生和受试者均不能影响入组和治疗分配）	是	否	不清楚　N/A
A_3	各组的基线，包括主要混杂和预后因素的可比性好	是	否	不清楚　N/A

基于您对以上问题的回答，您能够判定是否存在选择偏倚？如果是，将会对干预效果产生什么影响？

低风险偏倚	风险偏倚不清楚	高风险偏倚

对干预效果可能的影响：

B. 实施偏倚（比较组间在护理方面的系统偏差，不受研究者的干扰）

B_1　在所研究干预措施之外，各比较组接受的护　　是　　否　　不清楚　　N/A
　　理是相同的

B_2　受试者接受的护理相对于治疗分配是保持盲　　是　　否　　不清楚　　N/A
　　法状态的

B_3　个体护理的实施相对于治疗分配是保持盲法　　是　　否　　不清楚　　N/A
　　状态的

基于您对以上问题的回答，您能够判定是否存在实施偏倚？如果是，将会对干预效果产生什么影响？

低风险偏倚	风险偏倚不清楚	高风险偏倚

对干预效果可能的影响：

C. 随访偏倚（比较组间在失访方面的系统偏差）

C_1　各组的随访时间相同（或对随访时间的差异　　是　　否　　不清楚　　N/A
　　进行了校正分析）

C_2　a. 各组分别有多少受试者未完成治疗？　　　是　　否　　不清楚　　N/A
　　b. 各组完成治疗的人数是可比的（那么，各
　　组间不存在因为未完成治疗而导致的重要的
　　或系统的偏差）

C_3　a. 各组分别有多少例受试者无相关的结局指　　是　　否　　不清楚　　N/A
　　标资料？
　　b. 各组无相关的结局指标资料方面是可比的
　　（那么，各组间不存在因为结局指标资料缺失
　　而导致的重要的或系统的偏差）

基于您对以上问题的回答，您能够判定是否存在随访偏倚？如果是，将会对干预效果产生什么影响？

续　表

D. 测量偏倚（偏倚产生于如何确定、诊断和确认结果的过程中）				
D_1 研究进行了充分的随访	是	否	不清楚	N/A
D_2 研究精确地定义了结局	是	否	不清楚	N/A
D_3 采用了有效可行的方法测量结果	是	否	不清楚	N/A
D_4 保持研究者对于受试者接受干预措施的盲法状态	是	否	不清楚	N/A
D_5 保持研究者对于其他重要的混杂和预后因素的盲法状态	是	否	不清楚	N/A

基于您对以上问题的回答，您能够判定是否存在测量偏倚？如果是，将会对干预效果产生什么影响？

3.2　平等促进和社会价值判断的制定

NICE 致力于确保指南制定流程如下：

• 充分尊重"平等法案〔2010〕"的规定，对享有保护权利的人群，如老年人、残疾人，处于婚姻和民事伴侣关系或孕期和产期的人员，不同种族、宗教或信仰的人员，以及不同性别和性取向的人员，都应避免歧视，并与其建立良好关系促进机会平等，具体做法包括各公共部门应履行消除歧视，为大众提供均等机会的职责；

• 充分尊重"人权法案〔1998〕"的规定。

NICE 高度概括了 NICE 的法律职责和其他义务并对 NICE 履行上述义务的途径，尤其是对平等权利分析流程进行了详细的介绍。NICE 不仅考虑受"平等法案〔2010〕"保护人群的平等权利，同时亦关注由社会经济因素或环境、行为及某些脆弱人群所导致的健康不平等问题，脆弱人群包括儿童、无家可归者、药物滥用者及犯人。识别上述群体是 NICE 遵守公共法律规定和履行人权义务工作的一部分。NICE 指南及 NICE 制定指南的流程均需要慎重考虑 NICE 在社会价值判断方面的原则。

3.3　指南制定的参与人员

不同受指南推荐意见影响的群组都可以参与指南制定过程，例如卫生保健服务提供人员和服务对象、民众。他们的参与有利于确保指南针对的主题与他们密切相关，可以反映他们的观点并满足他们卫生和社会保健的需要。主要有以下两种方式参与指南的制定：①以个人身份申请（或被推荐）加入指南委员会；②注册为利益相关者。

3.3.1　指南委员会

作为独立的顾问团，委员会结合利益相关者的观点对证据和推荐意见的制定进行慎重的考虑。可分为稳定的致力于若干指南主题制定，或临时的针对特定指南主题制定的委员会。委员会成员包括从业者（该主题领域专家或多领域专家）、保健或服务的提供者或委员，以及指南覆盖领域的工作人员。另外，每个委员会至少包括 2 名指南服务对象，他们的家人或护工，民众或有相关经验的志愿组织。

若主题需要，委员会可增选具有特定专业技术的人员以利于某些推荐意见的制定。

3.3.2　注册利益相关者

利益相关者在 NICE 进行注册的原因为对指南主题有兴趣，或代表可能受指南直接影响的人群。利益相关者在 NICE 指南的制定、推动和实践中扮演着至关重要的作用。NICE 通过电子邮件或网页通知的形式向注册的利益相关者和民众汇报指南制定流程。利益相关者被鼓励通过一系列方式参与指南的制定。注册的利益相关者对指南范围和指南草案进行评审、提供证据和支持指南的实践。

利益相关者包括：

- 代表卫生和社会保健服务对象及其家人和护工、公众的

国立组织;

　　● 无国立组织代表利益的地方组织;

　　● 代表健康和社会保险从业者和其他可能受指南影响实践或可能影响指南推荐意见推广的专业人员;

　　● 保健或服务的公共部门提供者和委员;

　　● 保健或服务的私立、志愿部门和其他独立提供者;

　　● 医药、医疗设备或器材制造公司及与公共卫生相关的商业（烟草业除外）;

　　● 资助或执行研究的组织;

　　● 政府部门和国家法定机构;

　　● 覆盖英国有相应职责的海外机构。

　　尽管个人不能注册成为利益相关者,但 NICE 鼓励对主题具有兴趣者向列于 NICE 指南网页的利益相关者表达意见。拟定指南草案时,NICE 将充分考虑来自个人的评审意见,但尚无足够资源对意见进行回复。

　　对某特定主题有兴趣的烟草公司可以进行注册以对指南提案和指南草案进行评审。他们的评审意见将得到慎重的考虑,且完成注册的利益相关者的信息将被公诸于众。然而 NICE 更倾向于使用"响应者"而非"利益相关者"形容烟草公司,原因在于对 WHO 烟草控制框架公约的遵守。该公约规定有义务保护公共卫生政策的制定免受烟草工业的利益影响。

　　3.3.3　NICE 职员和承办者

　　NICE 职员:NICE 职员包括质量保证、指南制定、证据评价工作小组,他们负责对委员会进行协助,确认指南的循证评价及经济分析均是与时俱进、可靠且有意义的,以确定指南制定的流程正确且清晰透明。职员亦负责核实证据与推荐意见间的联系强度及委任指南制定者。这些小组人员会定期出席委员会会议并参与协商。他们并非委员会成员,因此不列入委员会法定人数内，并且会议期间不参与推荐制定，也不享有投票权利。中心主任负责确保根据 NICE 具体方法进行指南的制定，并对委员会主席和委员进行任命。副主任负责指南（包括指南提案）的制定和质量保证。在 NICE 指南执行委员会批准之前，副主任被委以承担指南草案和指南终版的批准工作。同时，副主任亦就指南流程与方法事宜对委员会主席和指南制定者提供建议。技术主管负责确定非经济循证评价的技术质量。他们亦负责进行委任、协调和质量保证及对受指南影响人员的协商进行质量保证。经济学主管负责确定经济证据和经济分析的技术质量。

研发团队：制定者可以是 NICE 内部团队或是与 NICE 签订合同以制定指南的相关承办组织。制定者负责确定指南范围、协助委员会工作及根据委员会的讨论与决策进行指南的撰写。管理员、协调员和项目管理员向委员会提供行政和管理方面的协助、制定工作计划和进度、安排会议及与致力于指南制定的利益相关者、个人和组织保持联络。

循证评价团队：循证评价团队由信息专家、系统评价专家和经济学专家组成，对证据进行确认、评价以及经济分析。该小组可以是 NICE 内部团队或是与 NICE 签订合同的相关承办组织。信息专家确认相关文献以回答评价问题，建立数据库以管理检索结果，并记录检索结果与策略。系统评价专家对证据进行慎重评价，以表格形式精炼评价内容，撰写简洁摘要并向委员会进行报告。系统评价专家亦会向委员会总结关键问题的证据并参与讨论。经济学专家在与委员会讨论的过程中确认潜在的经济问题，对已发表的经济证据进行总结并按需进行经济分析。

协助团队：协助团队在不同阶段为指南的制定进行服务。他们参与委员会会议，并在协商过程中对指南进行评审。联络团队协助联络委员、制定者及负责指南质量保证的 NICE 职员，进行包括在指南制定中及指南发表后与媒体保持联系的工作并管理相关事宜。实践团队与委员会、负责质量保证以提供指南实践信息的 NICE 职员共事。该团队辨认指南实践面临的最大挑战，并提供指标性协助以帮助组织较好地将指南推荐意见转化为实践工作。另外，协作协调与合作关系者和地方组织的交流以促进指南的实践。发表团队的编辑与委员会、制定者及负责指南质量保证的 NICE 职员共事。他们确保指南和相关产品以清晰明了，利于不同层次受众接受的方式进行撰写和呈现。

4. 指南制定的主要阶段

依据指南主题与评价问题的规模和范围，指南制定往往需要花费 12~27 个月不等的时间（从主题与内容确定到成果发表，图 3-3-3），图 3-3-4 对主要阶段进行了概括。

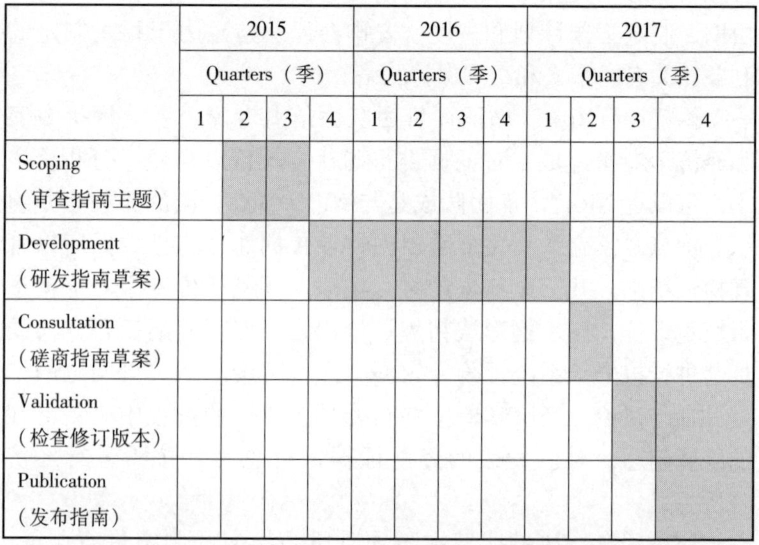

	2015				2016				2017			
	Quarters（季）				Quarters（季）				Quarters（季）			
	1	2	3	4	1	2	3	4	1	2	3	4
Scoping（审查指南主题）		■	■									
Development（研发指南草案）				■	■	■	■					
Consultation（磋商指南草案）									■			
Validation（检查修订版本）											■	
Publication（发布指南）												■

图 3-3-3　NICE 指南研发时间分布图

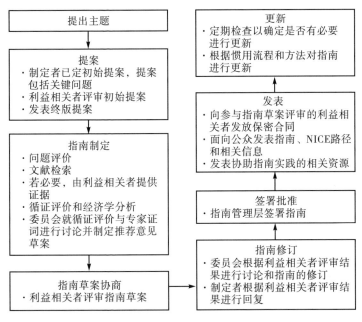

图 3-3-4　NICE 指南的研发流程主要阶段

三、NICE 指南的发表与传播：NICE 路径

　　NICE 的产品以多种形式呈现，以不同形式（包括针对公众的相关信息）进行发表，确保使用者通过 NICE 网页、NICE 路径和智能手机应用软件等方式便捷获取相关信息。NICE 路径（NICE pathways；http://pathways.nice.org.uk/）提供一个便捷、解说性的传播平台，提供一系列来自 NICE 的临床、公共卫生和社会保健信息，包括最新的 NICE 指导、质量标准和相关信息。NICE 路径是使用者的关键资源，互动的图表形式帮助使用者对

相关主题的 NICE 推荐意见的广度和深度进行浏览。

NICE 路径对 NICE 推荐意见进行形象化展示，并与其他相关主题链接，以形成信息网络。由于 NICE 路径对技术细节、指导措施和相关信息进行简明的汇总，因此使用者不需要了解 NICE 对不同类型指导措施的划分标准，从而不需要浏览针对某一特定主题 NICE 提出的全部信息。

第四节　SIGN 指南

一、SIGN 机构及 SIGN 指南

苏格兰校际指南协作网（Scottish Intercollegiate Guidelines Network，SIGN）由皇家学院协会于 1993 年创立，为制定用于苏格兰境内国民卫生保健服务的循证临床指南，以高质量、严谨的指南制定闻名于世，从创办至今，已经开发出版了近百部高质量指南。SIGN 的官方网址为 http://www.sign.ac.uk/。SIGN 委员会是 SIGN 的决策主体，对问题选取、方法学及政策条文承担全局责任。SIGN 委员会的成员由皇家学会或其他组织或委员会提名产生，同时以公开征集的形式确定公众参与方。SIGN 指南的制定采用基于针对各项可信问题的系统评价证据的严谨评判方法。

二、SIGN 指南的研发制定方法

2014 年，SIGN 在其网站发布"SIGN 指南制定方法学手册"，分为标准版（full handbook）和快速指导版（quick reference guide）两种版本，向公众介绍 SIGN 指南的方法学内容，具体可以从 http://www.sign.ac.uk/guidelines/fulltext/50/index.html 获取。

1. SIGN 指南制定流程

SIGN 指南的制定主要需经历以下 8 个步骤:

- 明确核心问题;
- 收集并选取证据;
- 系统性文献评价;
- 展示证据;
- 评价证据质量;
- 从证据到推荐(需要考虑成本利益,平衡利益与风险,患者的价值偏好以及平等性);
- 专家外审;
- 指南实施。

2. SIGN 指南制定小组的产生

SIGN 指南的研发制定需要执委会与其他相关主题讨论,组织成立指南制定小组,该小组具备以下 4 大特征:

- 多学科合作,囊括相关临床专科;
- 通过召集日常卫生保健服务人员、专家和相关学术代表作为成员以实现实施与实践;
- 涵盖特定项目所需的专业技术与技能;
- 通过召集来自全苏格兰城市与农村地区的代表以体现地域代表性。

同时该指南制定小组还需要整合临床专业知识、其他专业领域知识,团队合作,批判性评价等技能。

指南制定小组需要定期开会,平均每 2~3 周召开一次小组会议。

3. 明确核心问题

指南的核心问题由指南制定小组讨论决定,同样采用"PICO"模型(详见前述),形成结构化的问题。同时"PICO"也构成了文献检索的基础,由 SIGN 证据和情报专家进行证据的收集。

4. 证据收集及选取

SIGN 需要聚焦于各项核心问题的最佳可用证据，首先考虑的是系统评价/Meta 分析，其次是随机对照试验和观察性研究，同时需要兼顾考虑诊断研究和经济研究。

SIGN 对文献检索的要求，必须囊括 Cochrane Library、Medline、NHS 经济评估数据库、与主题相关的网站和 WHO 国际临床试验注册平台。WHO 全部的临床试验注册平台详见 http://www.who.int/ictrp/network/primary/en/。对于检索时间的限制，SIGN 一般认为跨度为 5 年是合适的，对于其他领域则需要更宽的时间。

5. 对纳入研究的评价

一旦作为潜在证据来源的文献被选取，则对各项研究所采用的方法学进行评价以保证其可靠性。SIGN 对方法学评价基于现有的标准如 AMSTAR 等，这些标准关注于对结果报告及其结论的偏倚风险有重要影响的研究设计层面。这些标准因研究类型而有所不同，通过应用各类清单来保证质量评价过程具有一定程度的相似性，本节以针对系统评价和 RCT 的清单为例，展示 SIGN 对于纳入研究的评价，其相关清单可在 http://www.sign.ac.uk/methodology/checklists.html 免费下载。表 3-4-1 展示了针对系统评价/Meta 分析的清单，表 3-4-2 展示了针对随机对照试验的清单。

表 3-4-1　SIGN 针对系统评价/Meta 分析的清单

研究识别（包括作者、标题、发表年、杂志名称、页码）	
指南主题	关键问题编号：

续　表

在完成这个清单前，考虑：

这篇文章是否与关键问题相关？依据 PICO（患者或参与者、干预、比较和结局）模型进行分析。如果是不相关，则排除；如果相关，则完成本清单。

依据以下内容完成本清单：

第一部分：内部真实性

在一项制作良好的系统评价中：	当前研究的情况
1.1　明确定义了研究问题且在文章里面列出了纳入/排除标准	是/否（如果"否"则排除该研究）
1.2　进行了全面的文献检索	是/否/不适用（如果"否"则排除该研究）
1.3　至少两名人员进行研究筛选	是/否/未告知
1.4　至少两名研究人员进行资料提取	是/否/未告知
1.5　未将研究的发表情况作为纳入标准之一	是/否
1.6　列出了排除的研究	是/否
1.7　提供了纳入研究相关的基本特征	是/否
1.8　评估并报告了纳入研究的科学质量	是/否
1.9　纳入研究的科学质量适当吗？	是/否
1.10　采用合适的方法合并纳入单项研究的结果	是/否/未告知/不适用
1.11　合适地评估发表偏倚的可能性	是/否/不适用
1.12　声明了利益冲突	是/否

第二部分：研究的整体评价

2.1　您对该系统评价/Meta 分析的整体方法学质量评价是？	高质量（++） 可接受的（+） 低质量（－） 不可接受-排除 0

续　表

| 2.2 | 通过本指南，这项研究的结果可以直接适用于目标病人组？ | 是/否 |
| 2.3 | 备注： | |

表 3-4-2　SIGN 针对随机对照试验的清单

研究识别（包括作者、标题、发表年、杂志名称、页码）

指南主题：　　　　　　关键问题编号：　　　　评价者：

在完成本清单之前，考虑：

①该研究是一项随机对照试验（RCT）还是临床对照试验（CCT）？如果有疑问，查看可从 SIGN 获得的设计法则并确认您使用了正确的清单。如果该研究是一项随机对照试验，问题 1.2、1.3 和 1.4 则与 RCT 不相关，且这项研究的评价得分不能高于 1+。

②该研究是否与关键问题相关？采用 PICO 模型进行分析。如果不相关，则排除（在下方给出排除的理由）；如果相关，则完成本清单。

排除的理由：研究与关键问题无关 □；其他原因 □（请描述）：

第一部分：内部真实性

在一项实施良好的 RCT 中	当前研究的情况
1.1　研究解决了一个适当的且明确清晰的问题	是/否/未告知
1.2　研究对象进入到治疗组是随机化的	是/否/未告知
1.3　使用了合适的分配隐藏方案	是/否/未告知
1.4　研究设计保证了研究对象与研究者在治疗分配方面的盲法	是/否/未告知
1.5　治疗组和对照组在研究起始时是相似的	是/否/未告知
1.6　治疗组和对照组间唯一的区别在于治疗观察中	是/否/未告知
1.7　采用了一种标准的、有效的和可靠的方法去评价所有的研究结果	是/否/未告知

续 表

1.8	研究结束前，每个研究组对象的退出/失访百分比是多少？	
1.9	所有研究受试者的数据分析均是根据其原本的随机分配小组所进行（通常指的是 ITT 分析）	是/否/未告知/不适用
1.10	该研究是否在一个以上地点开展，各个研究点间的结果是可比的	是/否/未告知/不适用

第二部分：研究的整体评价

2.1	该研究在降低偏倚方面做得如何？考虑以下方面：	高质量（++） 可接受的（+） 低质量（-） 不可接受-排除 0
2.2	基于研究的临床考虑、方法学的评价和统计学把握度，您是否能够确定研究结果来自于干预措施本身的效果？	
2.3	通过本指南，这项研究的结果可以直接适用于目标病人组？	
2.4	备注：请基于研究报告的作者的结论做出总结，并对于以下几点提供意见：您对于研究本身的评价、研究结果能否为您原来提出的问题给出答案和任何不确定的因素	

被最终选取的研究的方法学由至少两名有相关经验的人士进行评价。批判性评价本质上具有主观性，因此有必要进行审核复评以使出现偏倚的概率降至最低并确保一致性。若评价师对研究的总体质量未能达成一致，项目经理将在该研究被纳入证据基础前进行仲裁。

6. 对证据进行展示

SIGN 要求对所有的问题制作基于系统性文献评价的完整证据列表。这将更新现有评价或对所有相关评价进行回顾。针对任一特定问题，各证据列表将涵盖方法学评价及来自各项相关研究的数据。将尽可能以结局为单位报告研究结果（表 3-4-3）。

表 3-4-3　SIGN 证据列表模板

指南主题：			
相关问题：			
（纳入研究的标题）			
研究类型/证据水平	研究细节/局限性	患者的基本特征	干预
Met 分析/RCT/队列研究/病例-对照研究	国家： 中心机构： 研究环境 资金来源： 退出/失访率： 研究局限性：		
结局评价/结果			
备注：			

7. 证据的评价

对证据体的评价应在做出指南推荐之前完成。评价的核心在于证据的质量而非基于证据所得出的结论。

SIGN 对于证据体的质量评价是基于 GRADE 系统方法学的，在评价证据时需要考虑：

（1）证据体内研究的可靠性如何？

最先考虑的一点即构成特定问题相关证据体的研究的偏倚风险。在文献评价章节对偏倚风险评价所采用的方法进行了概述。

（2）研究间的结果是否一致？

不一致性亦被称为异质性，针对某一特定结局对所有研究进行回顾以明确这些研究是否均支持或反对。在某些情况下，有临床方面的原因解释非一致性，将由指南制定小组进行讨论。在 SIGN 指南制定过程中，统计学异质性的计算一般仅限于已发表的 Meta 分析。

（3）研究是否与目标人群相关？

这一点常被称作证据的直接性或可应用性或外部有效性。其主要关注证据在多大程度上能直接应用于苏格兰 NHS。

（4）对于效应量估计是否可靠有多大的把握？

这一点常被称作效应估计的精确性。即使用者对干预或暴露预期产生效应量的估计有多大的把握。效应估计的精确性一般用 95% 可信区间进行表示。

（5）是否确定已纳入所有相关证据？

这一问题与发表偏倚相关，即仅有部分研究结果（通常为阳性结果）得以报告的情形。不幸的是，一般情况下无法明确是否存在发表偏倚，而评价师只能提示可能或是不可能。

8. 从证据到推荐

可能影响实践人员是否采纳推荐的因素之一即其对该项推荐的把握；换言之，使用者有多大把握相信采纳推荐能给患者带来预期改善。这一点不仅限于对干预效应量大小的把握，还涉及其他方面如患者偏好及引入新干预所需资源的可获得性。出于这一原因，指南制定小组不仅应考虑支持证据的总体质量，还应考虑其他可能影响推荐强度的因素。因此，指南制定小组需要考虑以下 5 个方面：

（1）有多大的把握某一选项将发挥作用？

（2）平衡利益与风险。

做出任何推荐的基础在于明确知晓某干预在实践过程中预期产生利益的大小。指南制定小组还需要考虑不良影响将达到怎样的程度。有必要对这一平衡的两极各自影响的大小进行细致周全的考虑。一旦所有效应的大小得以确定，应评判利益是否大于风险。评判的基础不仅要基于临床，还必须考虑患者的意愿与价值偏好，这样所做的判断才能符合实际。

（3）患者对不同的结局拥有怎样的看法？

为了使推荐得以有效施行，将其交由患者充分思索是否愿意依从相关治疗具有重要意义。在制定指南推荐的过程中，应当关注观念应用可能影响结局的问题。对患者的观念与偏好进行评价能集中讨论患者将在多大的程度上依从所做的推荐。

（4）平等性。

根据 2010 年平等法案，苏格兰境内所有的公共机关应当考虑各平等人群的需求：年龄、残障、变性、婚姻与世俗伴侣、种族、宗教信仰、性别、性取向。因此，法律及规范要求指南制定小组论证小组所做的任何推荐是否会在上述人群中产生不同的影响。

（5）成本与利益。

与指南有关的成本与利益方面的考虑主要分两大块：第一大块涉及单一推荐干预的成本效益，还涉及计算实施新干预相比当前实践的边际成本，进而评估干预的净利益。指南应始终指明具有最佳成本效益的方案，"次佳"方案仅为备选。

9. 形成推荐意见

对上述各项问题进行权衡具有复杂性，对任一指南制定小组而言都是一种挑战。经由决策制定环节最终将生成推荐，推荐会被评级为"强"或"视条件推荐"（证据描述核心内容与推荐表见表 3-4-4）。

根据产生于优良研究的高质量证据可得强推荐，但虑及试验人群与指南目标人群间可能存在的差异及成本、患者适应性等因素后可能会使推荐的强度有所减弱。同理，在某些情况下虽然证据有瑕疵但鉴于治疗无显著不良影响加之问题具有重要临床意义因而可以考虑强推荐。

表 3-4-4　证据描述核心内容与推荐表

证据等级

1++	高质量的 Meta 分析，基于 RCT 的系统评价，或极低偏倚风险的 RCT
1+	较好的 Meta 分析，系统评价，或低偏倚风险的 RCT
1-	Meta 分析，系统评价，或较高偏倚风险的 RCT
2++	基于病例-对照或队列研究的高质量系统评价 混杂或偏倚风险极低的高质量病例-对照或队列研究，并且关联很可能是因果关系
2+	混杂或偏倚风险较低的较好的病例-对照或队列研究，并且关联为因果关系的可能性中等
2-	混杂或偏倚风险较高的病例-对照或队列研究，并且关联很可能不是因果关系
3	非分析性研究，如病例报告、病例系列报告
4	专家观点

推荐表

判断	推荐
不良后果明显胜过有益后果	强不推荐
不良后果很可能胜过有益后果	视条件不推荐
有益后果与不良后果基本一致但具有不确定性	推荐进行研究，可以考虑仅限于试验范围内的条件推荐
有益后果很可能胜过不良后果	视条件推荐
有益后果明显胜过不良后果	强推荐

规范操作点（GPP）

基于指南制定小组临床经验的推荐规范操作

解释：规范操作点（Good Practice Points，GPP）的意义在于以简短建议的方式为指南用户提供帮助，这些建议可能没有

证据基础，但对于临床规范操作具有重要意义

10. 指南的实施

确保基于证据的指南推荐得以施行具有重要意义。指南施行所面临的阻碍主要有两大类：即指南内在因素和与临床环境及区域特殊情况相关的外在因素。

SIGN 通过对不同指南拟定实施方案来解决外部阻碍因素，实施方案包括四大方面的内容，见表 3-4-5。

表 3-4-5　SIGN 指南实施内容

优化措施	提升认知并促进教育
• 可靠的传播方案 • 互动性网站	• 区域临床领导力 • 提升认知的活动 • 患者作为革新的推动者 • 与专业继续教育（CPD）相关的训练
构建网络	**指南实施支持资源**
• 与行业网络互连 • 与现存苏格兰政府项目互连	• 运营法则与医护路径 • 资源提示工具 • 稽查工具与数据集 • 电子化的决策支持工具 • 幻灯片库 • 文件模板

第五节　NGC 指南

一、NGC 简介

美国国家指南交换中心（National Guideline Clearinghouse，

NGC）是由美国卫生健康研究与质量中心（Agency for Healthcare Research and Quality，AHRQ）、美国医学会（American Medical Association，AMA），以及美国卫生健康计划协会（American Association Of Health Plans，AAHP）于 1998 年联合成立的一个提供临床实践指南和相关证据的免费数据库，也是目前美国指南开发与推广的重要机构。NGC 的官网网址为 http://www.guideline.gov/，该数据库不仅收录美国本土的指南，也收录来自世界各地并经过 NGC 专家委员会评审合格的指南，因此质量评审十分严格，因此，NGC 是目前全球质量最高的指南数据库之一。

二、NGC 指南的标准

严格意义讲，NGC 是一个指南检索数据库，NGC 目前没有公布其具体的指南制定方法，但对其纳入的指南有着严格的标准，首先，指南的研发人员需要向 NGC 提交形成指南推荐意见所依据的系统评价的证据体。在满足该条件的基础上，还需要全部符合以下 6 个条件。

第一，临床实践指南的叙述必须系统连贯，需要囊括旨在优化患者医疗服务并协助医师和（或）其他卫生保健专业人士及患者根据具体的临床情况做出合理卫生保健决策的推荐。

第二，临床实践指南必须在医学专业协会，相关行业协会，公共或私人组织，联邦、州或地方一级的政府机构，卫生保健组织或项目的主持下完成制定。由无上述类型机构的正式资助或支持的个人制定并发布的临床实践指南不符合 NGC 的纳入标准。

第三，临床实践指南基于对证据的系统评价，反映为临床实践指南或其支持文件的以下叙述特征。包括以下 5 点：

- 明确声明临床实践指南是基于系统评价的；

● 有对数据库检索策略的描述，有对包括检索术语、文献检索限定时间范围的开始日期（月/年）与结束日期（月/年）及文献检索的执行日期等信息的总结；

● 有对研究选择的叙述，其中包括纳入研究的数量和纳入与排除标准的简述；

● 对来自所选研究的证据进行汇总，如详细的叙述或证据表格；

● 有与推荐形成有关的纳入证据的汇总摘要，或描述性的摘要或摘要表。

第四，临床实践指南或其支持文件包含对推荐方案与其他备选方案的利益与危害的评估。

第五，有英文版的可供公众申请阅读的指南全文（免费或付费）。在向 NGC 提交指南的同时，还必须留意系统评价或其他支持文件是否有可供公众申请阅读的英文版本（免费或付费）。

第六，该指南是已发布的最新版本。指南必须在过去的 5 年内制定、审阅或修订，并有合理的文件支持（例如，系统评价或详细叙述的方法学）。

第六节　GRADE 工作组指南 2.0 清单

一、指南 2.0 清单提出的指南制定方法学流程

为进一步制定一份全面的条目清单，为指南制定者在指南制定的所有阶段提供借鉴和参考，GRADE 工作组于 2014 年正式提出指南 2.0 清单，该清单包含了 18 个主题，146 个条目，有助于指南的制定、实施和评估。

图 3-6-1 展示了 GRADE 工作组指南 2.0 清单的指南制定的方法学流程。从图 3-6-1 中可以看出，指南制定步骤与指南制定

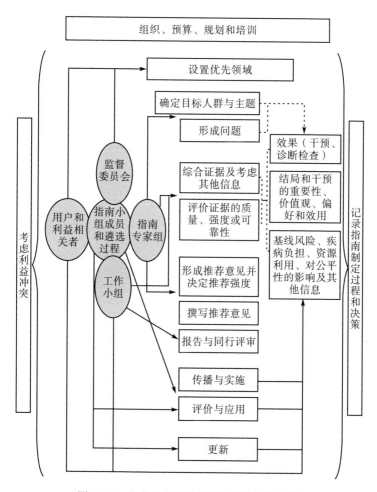

图 3-6-1　指南 2.0 清单指南制定方法学流程

小组中各成员的参与是相互关联，而不一定是连续的。基于用户与利益相关者的参与，指南专家组与支持小组（例如方法学家、卫生经济学家、系统评价团队和提供管理支持的秘书处）共同合作。他们通常向监督委员会或监督该过程的董事会进行报告。例如，决定如何在早期纳入利益相关者来进行优先领域设置和主题遴选时，指南小组还必须考虑如何与利益相关者建立正式关系，才能更有效地传播与实施指南，以促进指南的使用。此外，在整个指南制定过程中都要考虑组织、规划和培训，而且记录所用方法学和所做决策，以及考虑利益冲突等步骤都会贯穿于整个指南制定过程。

二、指南 2.0 清单的主题

GRADE 指南 2.0 清单共计 18 个主题，这些主题和条目涵盖了从指南规划、制定到传播、评价和更新的所有阶段。表 3-6-1 展示了这 18 个主题，并描述了它们如何应用于指南制定的过程。

表 3-6-1   GRADE 指南 2.0 清单的主题

序号	主题	描述
1	组织、预算、规划和培训	制定一个通用而详细的计划，包括什么是可行的，如何实现及制定和使用指南需要哪些资源。该计划应适用于具体阶段，且用非正式的通俗易懂术语进行描述
2	设置优先领域	指利益相关者确定优先领域，并对其进行平衡和分级。设置优先领域可确保将资源和精力投入到那些常见领域（例如，慢性阻塞性肺疾病、糖尿病、心血管疾病、癌症、预防），卫生保健推荐意见将会在这些领域为人群、辖区或国家提供最大利益。设置优先领域的方法在应对现有可能的困难时，还需要有利于未来计划

续　表

序号	主题	描述
3	指南小组成员	确定指南制定及其他步骤的参与者及其资质、人员规模、遴选方法
4	组建指南小组	确定需要遵循的步骤，参与者的讨论方式及决策方法
5	确定目标人群和遴选主题	包括描述指南用户或潜在用户，并定义指南涵盖的主题（例如，对慢性阻塞性肺疾病的诊断）
6	用户与利益相关者参与	描述那些不一定成为专家组成员但会受指南影响的相关人群或小组（例如，目标人群或用户）是如何参与的
7	考虑利益冲突	主要是定义并管理个人利益关系和专业职责间的潜在矛盾，这些矛盾会让人怀疑其行为或决策是否受到了利益驱动，如经济、学术研究、临床收入或社会地位。利益冲突包括可能影响组织或个体不受束缚解决科学问题能力的经济、知识产权或其他关系
8	形成问题	主要是通过 PICO（患者/问题、干预措施、对照、结局）模型推荐意见需要解决的重要问题，包括具体的人群、干预措施（含诊断检查和策略）及与决策相关的结局（例如：是否应该使用 A 检查，或者 B、C、D 或 E 疗法是否可用于慢性阻塞性肺疾病?）
9	考虑结局指标和干预措施的重要性，价值观偏好和效用	在制定指南的过程中，整合那些受推荐意见影响的人对可能结果的评价。这包括患者、护者及卫生保健提供者的认知、态度、期望、道德和伦理价值观和信仰；患者的生活和健康目标；对干预和疾病的以往经验；症状经验（如气短、疼痛、呼吸困难、体重减轻）；对利弊结局的偏好和重视程度；病情或干预对生活质量、健康或满意度的影响，以及实施干预措施、干预本身及患者可能经历的其他环境间的相互作用；对备选方案的偏好；对沟通的内容与方式、信息及决策与保健参与的偏好。这些与经济学文献中提及的"效用"相关。干预本身可被认为是推荐意见的结果（如用药或进行手术治疗的负担）和与之相关的重要程度或价值

续　表

序号	主题	描述
10	确定纳入的证据类型并检索证据	主要是基于证据类型（如，方法学质量严谨的研究或非正式收集的数据）、研究设计、人群特点、干预和对照来设定纳入排除标准，并决定将如何查找和获取证据。该步骤还包括（但不局限于）有关价值观与偏好、当地数据和资源的证据
11	综合证据并考虑其他信息	主要以综合的方式（例如，表格或简述）呈现证据，以促进制定和理解推荐意见。它还包括确定并考虑所研究问题的其他相关信息
12	评价证据体的质量、优势或确定性	应用结构化方法透明地评价已有研究（单个研究和证据体），以评估对已有证据的信心。这些证据可能涵盖（但不限于）疾病的基线风险或负担、结局指标和干预措施的重要性、价值观、偏好、效用、资源利用（成本）、效果评估和诊断测试的精确性等方面
13	制定推荐意见并确定推荐强度	制定推荐意见包括应用结构化分析框架和透明系统的过程来综合推荐意见的影响因素。确定推荐意见强度就是判断指南专家组对实施推荐意见将会利大于弊有多少信心
14	对推荐意见和实施、可行性、公平性的注意事项的撰写	由选择促进理解和实施推荐意见的语句和组成。措辞要与对实施、可行性和公平性的注意事项（即指南专家组如何考虑使用推荐意见及其对所描述因素的影响）相关联
15	报告与同行评审	报告是指如何发布指南（如印刷版和在线版）。同行评审是指在指南文件发表之前对其进行评审，以及指南制定小组之外的利益相关者如何对其进行内部和外部评审（如发现错误）
16	传播与实施	主要是让相关小组认识并促进指南应用的策略（例如出版物和移动应用程序等工具）

序号	主题	描述
17	评价与应用	指可进行以下判断的正式和非正式策略：指南评估既是过程，也是结果；对指南的应用、采纳，或两者同时进行评估；评价指南的影响及指南是否可以改善患者或公众的健康或其他结果
18	更新	指因为影响推荐意见的证据或其他因素的变化，指南需要何时及如何更新

三、指南 2.0 清单的条目

GRADE 指南 2.0 清单共计 18 个主题，每个主题包括所要考虑的相应条目共有 146 个条目（表 3-6-2）。用户在应用清单前应该评价所有主题和条目，因为各个条目间既相互关联而又不必严格按照顺序逐条实施。一些条目中的简单举例是用于说明和解释条目，而不是对如何完成这些步骤的一般指导。完成这些步骤的指导和建议可在参考的原始文件和清单的在线交互版本所推荐的资料中获取（http://cebgrade.mcmaster.ca/guidecheck.html）。清单中出现的术语可在通过 www.cmaj.ca/lookup/suppl/doi:10.1503/cmaj.131237/-/DC1 获取。

表 3-6-2　GRADE 指南 2.0 清单的条目

序号	主题	条目
1	组织、预算、规划和培训	（1）确定指南制定小组的结构并明确其职责；任务及与指南制定其他小组（例如，指导指南主题遴选和监督小组成员的监督委员会或合或其他机构，提供管理支持的秘书处；制定推荐意见的指南专家组；以及提供建议的利益相关者和用户）之间的关系
		（2）对拟制定的指南就指南制定小组关心的资金和可行性进行全面性的评估（例如，完成此项目所需资源的可及性，拟望指南专家组和成员承担相应的义务）
		（3）获得机构的批准以着手进行指南项目
		（4）制定指南预算，罗列预计花费（例如，工作组和员工的花费，差旅费及出版和传播的花费）
		（5）决定是否需要根据指南专家组成员付出的时间提供报酬或补贴
		（6）申请或获得指南制定的资助，要注意利益冲突等事项
		（7）计划并安排促进指南制定过程所需的管理支持（例如，工作组中负责收集和整理利益声明及安排小组会议的秘书处）
		（8）规划并准备对指南制定参与人员的培训和支持（例如，对指南专家组成员利益冲突的教育或培训，以及对将要参加指南制定的患者的教学会议）
		（9）规划指南完成的时间表，确定与所规划指南制定过程中重要步骤完成的目标日期
		（10）如有需要，确定与所规划指南相关的法律方面的注意事项（例如，罕见药物的报销政策）
		（11）为确保指南制定小组正常运转，要起草可按照项目进展来完成的整个指南的计划书，包括指南的整体目标和宗旨，时间表，任务分配，需要记录决策的所有步骤及完成推荐的推荐方法（即此清单所包括的，如确定指南小组成员，时间表，共识方法，咨询方法及证据检索和筛选的方法）

续 表

序号	主题	条目
2	设置优先领域	（1）确定指南主题优先领域设置的过程，以及指导该过程的负责人（例如，资助机构总部监督委员会设置的领域，或者政府卫生部门或专业学会推荐的领域） （2）在设置优先领域时需要应用系统透明的方法和具体标准提出指南主题（例如，患病率高，医疗负担重的疾病，可预防的死亡和发病，新发疾病或新出现的保健方案，临床实践的差异，以及快速改变的证据） （3）邀请合适的利益相关者设置优先领域并遴选出指南主题（例如，临床医生，专业学会成员，政策制定者，纳税人和公众） （4）思考并确定如何考虑对重要性所持的观点及实施指南推荐意见所需的资源（例如，患者，纳税人和临床医生的观点和公共卫生项目） （5）检索现有相关主题的最新指南并评价（例如应用 AGREE II）其可靠性。再决定是改编现有指南还是重新制定指南 （6）讨论与其他指南制定机构合作的必要性或机会，以决定是共同制作整部指南还是其中的一部分 （7）基于实施过程中可能存在的问题和改变临床实践所遇到的障碍，需要对所提出的指南主题进行范围界定（例如，所制定的指南要能够改善健康结局，卫生保健推荐意见的实施要有可行性，资源要有可及性） （8）选择或提供一种共识方法（例如，投票，德尔菲共识法）用于就设置优先领域和选择指南主题上达成一致 （9）为确保透明性，需要记录设置优先领域和选择指南主题的过程

续　表

序号	主题	条目
3	指南小组成员	(1) 招募多学科代表组建指南制定小组，包括目标用户、患者、照护者、一线临床医生、领域专家、方法学家和卫生经济学专家，以满足职责需求（例如指南成立工作组，指南工作组） (2) 决定招募和遴选指南制定小组成员的方法（例如广泛张贴公告进行宣传，通过面试竞选） (3) 指南专家组既要实现符合主题的专业平衡，又要有充分的专业代表性（例如，构成目标用户的专家和初级保健医生，专家组成员的性别和地理分布情况），如果需要其他成员用户作为目标用户，且指南主题还要进一步完善，则同样按照以上过程进行 (4) 考虑指南制定小组，尤其是指南专家组的最佳规模（例如，规模过小，小组可能缺少足够的经验、专业知识和广泛的代表性；若规模过大，就可能缺乏凝聚力和有效的小组互动） (5) 概述小组成员的职责及任务（例如，成立撰写小组，做会议记录并记录专家的观点，以及提供临床专家的观点） (6) 选择在团队促进、维持小组人员建设性的互动、发现并解决临床冲突等方面有经验的，具有方法学和专业知识的小组领导者或主席 (7) 为确保透明度，需要记录遴选指南小组成员及确定其职责的方法
4	组建指南小组	(1) 确定指南专家组成员和其他小组交流的方式和频率，考虑何时可不遵循这些途径 (2) 通过选择、培训和支持指南制定小组成员，设定对小组工作的期望和认知（例如设立对小组讨论和决策的理想环境） (3) 作为指南制定小组培训的一部分，确保小组成员理解将要应用并拟用到的过程和遵守的方法（例如可能会用到的共识方法，证据评价，匿名或非匿名投票，小组讨论及观点分享）

续　表

序号	主题	条目
		（4）努力创造最佳的环境供小组成员平等交流，并使其观点和争论得到恰当的考虑（例如在小组讨论、决策制定和推荐意见形成时）
		（5）确定和处理小组成员冲突、争执及小组工作协调障碍的方法
		（6）提供对指南制定过程中的小组工作进行讨论和反馈的机会
		（7）建立一套方法，从而有计划地及时传播和保存指南制定过程中使用和生成的文件
		（8）设定会议的法定人数（例如，小组中有75%的成员必须出席制定推荐意见，但最好所有成员尽可能参加全部会议
		（9）提前计划会议（虚拟或面对面会议）的时间和地点，并确定每次会议的范围和具体议程
		（10）做好会议记录（例如，人员、议程、决策和计划），决定会议记录是公开还是内部共享
5	确定目标人群和遴选主题	（1）确定、定义和（或）评价指南的主要用户（例如初级保健医生、卫生项目的管理者）和次项目相关用户（例如医院的管理人员），确定还有多少属于该指南的用户
		（2）就所确定的目标用户咨询相关者，以确保指南所关注的备选主题符合其要求，且没有遗漏相关用户
		（3）确定一套方法和标准，来优先排序并实践中不存在矛盾或不一致，哪些主题还有待关注、哪些主题能满足目标用户的需要（例如哪些主题在实践中不存在矛盾或不一致，哪些主题还有待改善、诊断和治疗的问题）
		（4）咨询合适的利益相关者，确保纳入指南的所有相关主题能满足目标用户的需要
		（5）选择或提供一种共识形成方法，供小组就指南的最终遴选主题达成一致（例如德尔菲法和名义群体法）
		（6）为确保透明性，需要记录确定目标用户和遴选指南主题的方法

续　表

序号	主题	条目	
6	用户与利益相关者参与	(1)	确定合适的利益相关者（例如专家小组、卫生管理者、政策制定者和药厂代表），以便在指南制定过程中参与并讨论如何整合所有受指南影响的人的观点
		(2)	确定参与指南制定并参加讨论的合适用户（例如患者个人、为患者提供无偿保健和支持的人、作为潜在患者和提供纳税资助的公众，代表患者利益的社区组织和提倡者，以及照护患者的人群）
		(3)	确定用户和利益相关者参与的参与方式，并提供用户和利益相关者参加的研讨会或培训处（例如招募用户利益相关者和直接参与指南专家组，召开不同用户和利益相关者参加的研讨会，通过网络途径分发文件和收集反馈，对这些文件和反馈要等有一个公开的评审期）
		(4)	为直接参与指南专家组的用户和利益相关者提供免基于自身利益推荐的信息（例如培训介绍会议），以阐明职责并昼最高效的工作
		(5)	确定未直接参与指南的用户和利益相关者的职责、任务和讨论时间（例如确保决策时考虑到不同，确定其他的证据，指出专家组没有考虑到的结果，建议指南的主题、确定目标用户，确定其他重要事件，包括评价优先领域设置，以及评审指南终稿）
		(6)	制定或采用标准模板供用户和利益相关者记录其间的贡献和评论，并向其提供清晰的指导或培训模块来确保有效的工作
		(7)	提供充足的时间供用户和利益相关者反馈和讨论
		(8)	确定处理用户和利益相关者的反馈和不同观点的方案和过程（例如确保决策时考虑到不同的观点，为做出判断提供明确的缘由，为利益相关者提供反馈过程，公布讨论结果及指南制定小组回应）
		(9)	为确保清晰和透明的方法，需要记录招募指南专家和透选指南的用户利益相关者的方法，以及所有其他用户和利益相关者参与和讨论

续　表

序号	主题	条目
7	考虑利益冲突	(1) 确定个人在参与项目前进行利益声明的方案，包括潜在的指南专家组成员，包括潜在的竞争利益 [例如应该声明哪些利益关系，如经费（产权）、学术或临床及专业学会的竞争利益] (2) 确定判断利益冲突的方法，以及收集和更新利益声明的方法（例如应该声明什么层面的经济利益及怎样声明，要声明哪个时间段内的利益声明，谁来判断是否存在利益冲突） (3) 为潜在的指南小组成员提供的指导和培训以完成利益冲突声明，包括哪些成员必须声明利益冲突，以及哪些利益类型需要声明（包括举例） (4) 确定管理利益冲突的方案（例如允许有利益冲突的人参与指南制定，但不允许参加与冲突领域相关的推荐意见的投票表决；确保主席没有任何利益冲突；由无利益冲突的方法学家提供证据总结） (5) 确定方案来管理指南制定资助方面的利益冲突（例如倡导公共资助，无商业资助；用于翻译等非指南制定方面的商业支持，非单一来源的资助者） (6) 公开并发布资助来源，描述指南小组的商业资助，用于指南制定方面的作用及为指南制定提供的支持 (7) 清晰声明，公开描述指南成员的利益冲突，尤其是与具体推荐意见相关的利益冲突
8	形成问题	(1) 确定形成指南问题，设置问题优先性，遴选结局指标并排序的方法 (2) 形成指南将要解决的重要问题（例如，临床、健康、政策和成本效果）并通过标准的格式（如 PICO 格式，即患者或问题，干预措施，对照措施来设置优先问题（如因为时间或资源有限），就需要确定结局指标（如通过调查指南专家组成员，对照标准来设置优先无问题）。如不能解决所有的问题和其他利益相关者） (3) 清晰阐述指南计划应用的人群，并考虑人群的具体特点，如人群中多种共病的患病率、地理环境和公平性问题（例如，可能在弱势群体优势群体间产生的相对效应差异的原因）

续　表

序号	主题	条目
(4)		确定指南的干预措施是否需要得到监管批准（例如，对于国际指南而言，这个可能不适用，因为监管批准往往不可能在所有国家都实现）
(5)		清晰阐述指南所要考虑的干预（治疗）对照措施，制定描述干预措施和结局指标关系的分析框架，并确定是否纳入多种（治疗）对照措施
(6)		确定重要的结局（如临床路径中的各种结局，发病率、生活质量和病死率），包括有利（如获益、负担减轻、节约成本）和不利的（如伤害、负担和花费增加，以及患者自主性下降）影响。不要忽略可能缺乏证据的重要结局
(7)		确定指南适用的环境（如国家、医院）或将其融合到对人群的考虑中（如三级保健医院照护的人群）
(8)		必须优先考虑重要结局，再考虑替代同接结局。当缺少患者重要结局数据时，可根据因果关系考虑中间结局的恰当性
(9)		按结局指标的相对重要性排序，考虑目标人群的价值观和偏好
(10)		确定或制定方法来预先决定对目标人群在个别结局上具有重要意义的效应量
(11)		纳入所有指南小组成员并咨询用户利益相关者，以确保目标人群在提出重要结局时具有广泛代表性
(12)		为确保（上述）方法的清晰和透明，需要记录问题、结局指标的形成和优化，结局指标的遴选和排序，以及对利益相关者和用户的咨询
(13)		为帮助指导证据评价，需要确保指南计划书罗列出目标人群、目标疾病、结局及所要考虑的重要问题。

续　表

序号	主题	条目
9	考虑结局和干预措施的重要性，价值观偏好和效用	(1) 确定是否可以直接或间接体现结局和干预措施的相对重要性，用户和利益相关者（例如患者和目标人群）的价值观、偏好或效用，以利于指南制定的决策形成或慎重审议（例如通过评价所发表文献和咨询用户） (2) 确定如何咨询用户和利益相关者的方法，以获取关于结局和干预措施的相对重要性、价值、偏好或效用的信息（例如用户参与指南专家组，针对更广泛的用户代表的调查或小组讨论） (3) 确定是否运用了结构化的方法评估在重要性评估或重要性分级、价值观、偏好及效用方面的信心（即证据质量） (4) 确定是否运用模型来整合结局和干预的相对重要性、价值观、偏好或效用的信息，以及如何建立这种模型 (5) 确定在获取结局和干预的相对重要性、价值观、偏好或效用的信息，以作决策和形成推荐时，将会考虑哪些人（如患者、公众、社会团体、临床医生）的观点 (6) 要考虑结局和干预相对重要性分级、价值观、偏好和效用之间的冲突（例如，患者与照护者或卫生保健提供者、患者与公众间的冲突），并记录具体的解决方法 (7) 确保（上述）方法的清晰和透明，记录如何获取结局和干预的相对重要性、价值观、偏好和效用的信息 (8) 说明是否考虑伦理问题，例如推荐意见是否具体考虑了特定患者群体和疾病的情况（例如通过考虑老年患者、罕见病，受卫生不公平性影响的患者） (9) 确定在制定卫生保健推荐意见时，如何考虑伦理道德问题，社会或文化方面的信仰（如通过考虑宗教、社会或文化方面的信仰）

续 表

序号	主题	条目
10	确定纳入的证据类型并检索证据	(1) 制作系统评价（制作完整系统评价还是快速系统评价取决于关注的主题和组织框架），或者不制作系统评价但给出合理解释
		(2) 制定查找、筛选和综合证据的方案（例如，检索现有系统评价、制作新的系统评价及检索灰色文献，制定纳入证据的类型（例如检索的数据库、研究类型、纳入排除标准、检索有关不良反应的文献，或从关注有效性的研究中提取不良反应的信息）
		(3) 确定制定实施检索和筛选证据的人员（例如由指南制定指南小组中的工作组，承包给外部机构，建立指南制定小组和外部机构制定指南）
		(4) 运用指南制定的工具严格评价证据，以确保它们是高质量的并适用于该指南
		(5) 如果现有系统评价已经更新或者需要更新，则需要确定如何纳入新的证据及如何联系系作者并尽可能让其参与更新
		(6) 如果需要制作新的系统评价，那么需要评估是否有充足的资源（如时间和资金）来制作完整系统评价
		(7) 如果资源有限，可以考虑运用快速评价的方法，但要清楚描述其方法学内容，注明主要局限性、不确定及制作完整系统评价的必要性和紧迫性
		(8) 确定搜集其他证据和未发表数据的方法（例如从指南专家组成员处获取建议，咨询利益相关者）
		(9) 确定处理专家意见证据的方法［例如从指南专家意见不是证据，不应该被当做证据使用；应该描述支持专家意见的经验和观察结果并进行鉴别，如果可能，还需通过系统和透明的方法（如概念性框架）对其进行评价］
		(10) 为确保（上述）方法的清晰和透明，要记录并发表证据检索和筛选、纳入标准、纳入证据的范围及检索策略

续　表

序号	主题	条目
11	综合证据并考虑其他信息	（1）简单总结（例如通过证据表、证据概要或结果总结表）每一个重要结局指标的最佳可得证据，包括诊断试验的精确性、预期获益、资源（成本）、证据质量的分级，以及结局的相对和绝对效应或效果估计值的总结 （2）提供对指导推荐意见形成的其他信息的总结（例如定性的叙述性总结，证据表），公平性（即患病率、基线风险或情况），必要性，可行性及可利用资源，可能会改变预期效果现有的资源 （3）确定资源利用和成本信息的获取方法（例如检索现有的经济学评价文献，制作经济学模型和进行成本效果分析） （4）分析成本和资源利用，如果可行还可开展成本效果分析并描述（对患者、社区和社会）成本的属性（例如对支付能力的考虑，直接评价干预利弊证据得到的获取成本和资源利用估计） （5）为确保（上述）方法的透明性，要记录这些其他信息是如何与证据体整合在一起的（例如关于患者偏好的正式共识方法、公平性问题的共识，规范的经济学分析，运用定性方法考虑各个资源利用的数据） （6）培训如何使用证据表并提供讨论机会，确保指南专家组所有成员熟悉并合理使用证据表 （7）除了证据总结，还应提供利于指南专家组形成决策的系统评价全文，原始研究及其他证据资源（如建立一个协作网站或者提供网络会议和网络交流和其他证据来源）
12	评价证据体的质量、优势或确定定性	（1）选择模板来评价影响证据质量的因素（例如GRADE、美国预防服务工作组的分级标准），避免修改分级工具 （2）确定评价证据质量的负责人（例如参与工作组的无利益冲突的方法学家） （3）评价每个重要结局的证据质量

续　表

序号	主题	条目
		（4）评价证据的总体质量（例如那些最重要或最关键的结局指标中最低的证据质量，或者当所有结局指标方向一致时，这些结局的最高证据质量）
		（5）报告每个结局的证据质量及证据体的证据质量
		（6）为确保（上述）方法的清晰和透明，需要记录评价证据质量过程中的判断依据
13	制定推荐意见并确定推荐强度	（1）选择模板来总结影响推荐意见的因素
		（2）规划并分享共识会议中参会与者制定推荐意见的具体细节，包括发放会议所需的文件（例如证据总结、从证据到推荐的表格），设置会议流程和选择小组在达成一致时所用的共识方法（例如德尔菲法、名义群体法）
		（3）评估模板中影响推荐意见的因素，包括推荐意见的方向和强度，为形成的判断提供依据（例如关注基于对证据质量利弊结果权衡的证据类型和与分析相关的信息，利弊差异的大小，价值观和偏好，资源利用，公平性和其他因素的确定性或变异性）
		（4）如适用，在证据不充分或质量极低的情况下，为他们做出错误认为他们做出的干预措施是基于当前研究的最佳方案；如果指南制定专家并推荐不推荐，可以不给出推荐；在未来进一步研究出现之前，应形成出指南所推荐的
		（5）为形成研究推荐并确定在任何处理行报告中（如在指南附件中，提出具体研究的其他相关方面），具体测量的患者重要结局，以及需要何种研究不降低不预利弊来降低未来研究的其他相关方面
		（6）形成推荐意见并总结做出每条推荐的理由（例如描述或总结以表格形式呈现），包括以下内容的详细信息：指南小组做出的判断，推荐意见和证据之间的明确联系
		（7）选择对推荐意见强度进行分级的方法，从而告知指南使用者如果使用该推荐意见使用该指南的信心程度

续　表

序号	主题	条目
		（8）选择指南小组对推荐意见强度进行分级时要用的共识方法（例如德尔菲法、名义群体法和投票）
		（9）提出关于推荐意见作为绩效或质量标准或质量指标的建议（例如基于高或中等质量证据的强推荐治疗方案特别适合作为质量标准；当形成弱推荐时，与患者讨论备选治疗方案的相对优点，以及对讨论的合理记录可能会成为质量标准）
		（10）为确保（上述）方法的清晰和透明，需要记录成推荐意见及决定推荐强度的判断依据
14	对推荐意见和实施、可行性、公平性的注意事项的撰写	（1）运用标准措辞描述推荐意见，确保推荐意见在指南全文中保持一致。避免导致推荐意见含糊不清的措辞
		（2）撰写具有可操作性的推荐意见。提供充分的信息保证指南用户不需要参考其他材料就可以理解这些推荐意见
		（3）提供清晰的指导或解释说明，帮助临床医生、患者、政策制定者和其他目标用户群体理解推荐意见的意义
		（4）在推荐意见中说明推荐意见针对的人群，推荐的干预措施及备选的方法或不予干预
		（5）纳入推荐意见以下部分的解释：推荐意见的背景，可行性和适用性，以及主要的考虑因素，如公平性问题和使用该推荐的具体情况（例如推荐意见的适用情况是否包含某一特殊人群，针对的具体类型、何时可获得具体资源）
		（6）在每条推荐意见后面报告证据质量和推荐强度
		（7）确立方法，用于认识就推荐意见的最终措辞达成一致（例如评审和批准、正式共识）
		（8）运用易于理解和查看的方式报告推荐意见（例如不要把推荐意见放到到长段落中，而是把推荐意见汇总起来放到总结部分）

续 表

序号	主题	条目
15	报告与同行评审	（1）制定或采用标准格式来报告指南，包括明确的结构、标题和内容
		（2）确定指南文件的格式（例如全文指南，或指南的简洁版指南，或指南的患者版本）与指南传播计划保持一致
		（3）确定撰写指南文件的负责人（如指南的小组委员会）与作者（如单个作者、组织、工作组）
		（4）指南制定小组全体成员对指南的定稿草案进行评审，确保有充分的机会来对指南进行反馈、编辑和修订
		（5）请指南制定小组全体成员对指南的定稿进行批准
		（6）在小组内进行同行评审（即内部评审）
		（7）确定外部同行评审的方法，以评估指南定稿中推荐意见的准确性、可行性、明晰性、组织结构和适用性，并确保纳入指南小组之前未涵盖的更广泛和重要的观点（例如邀请同行评审、指南制定小组在公开咨询期的反馈和回复，同行评审周期进行的同行评审）
		（8）记录内部和外部同行评审的过程；如适用，还要公布评审的结果及指南制定小组的回复
16	传播与实施	（1）制定一个包含多种方法的主动传播计划来促进指南使用（例如在线获取指南使用，与卫生保健系统负责传播与实施指南的部门建立正式关系来促进指南的使用，举行新闻发布会，制定社会媒体传播策略，通过专业学会的会议传播指南，在期刊上发表指南以便目标用户获取）
		（2）开发或改编相关工具，支持系统和衍生产品，为推荐意见的实施提供指导（例如研发手机应用程序，将指南整合到临床决策支持系统中，针对目标人群将指南改编成教育资源以进行外展教育）
		（3）考虑对指南进行改编（例如将指南进行改编，并提供详细指导，帮助目标用户应用这部指南，以适用于其他环境（例如基于当地资源和基线风险修改推荐意见，不乏指南专家组所作判断的影响）
		（4）确定将指南翻译成其他语言的原则（例如由指南小组授权的第三方机构翻译指南，包括指南工作组中负责翻译的人员）

续　表

序号	主题	条目
17	评价与应用	（1）通过征求指南小组成员的反馈意见，对指南制定过程进行内部评价（即自我评价），包括形成推荐意见的指南专家组会议 （2）考虑在目标终端用户（例如参与指南制定小组的目标人群和利益相关者的成员）中开展指南预试验 （3）为目标终端用户提供监测和审计指南推荐意见与使用时的标准和工具（例如确定指南实施后可能会改变的结局，以及建议测量结局的方法） （4）为指南的预期评价提供支持和工具，以评价指南实施后的效果（例如在可能的情况下运用随机对照方法，因为实施效果存在多种不确定性，所以评价指南实施前后对比的评价研究） （5）考虑让指南制定小组参与指南预期评价（例如和指南实施机构合作规划评价研究） （6）制定计划收集终端用户的反馈和评价，以便确定指南如何提高指南后续版本中推荐意见本身可实施性
18	更新	（1）制定一套原则、流程和时间表，用来常规监测和评价指南是否需要更新（如每3年更新一次系统评价，以确定是否有新的证据出现） （2）确定由谁来负责进行常规的文献监测，以及评估是否有新的证据出现（例如考虑邀请之前没有参与指南制定小组的专家定期评审指南） （3）做出决定，何时对指南进行部分或全部更新（例如是否只有某些推荐意见要更新；或者是否需要增加针对新治疗措施的推荐意见）；指南中多数推荐意见是否已经过期而使整部指南无效，在更新指南时对指南进行安排（例如每1~2年轮换成员，在更新指南后，对指南制定小组成员资格和参与需要继续参与更新工作） （4）指南完成后，对指南制定小组成员的小组，指南专家组主席需要继续参与更新工作 （5）计划未来指南更新的资助（例如确保有持续的资助，成立长期的监督委员会以监督更新过程） （6）记录指南更新的计划和拟采用的方法以确保其得以实施

四、指南清单的应用价值

GRADE 指南 2.0 清单旨在帮助指南制定者规划和遵循指南制定的过程，以确保他们没有遗漏重要步骤。指南制定者可合理地略去那些不适合某个具体指南或组织的条目。然而遵循这些步骤可确保指南的制定包含了重要条目，从而提高指南可靠性。清单用户在使用之前应该熟悉这些主题和条目，并意识到各个条目间既相互关联而又不必严格按照顺序来逐条实施。

有关该清单更为详尽的信息请参阅官方网站 http://cebgrade.mcmaster.ca/guidecheck.html。

第七节　指南的适用性与本土化

一、指南的适用性与改编的发展

随着循证医学在国内的迅速发展，临床实践指南在全国得到了广泛的关注，指南的数目也越来越多，在指南的推广实施中，指南制定者也发现，一部指南即便其质量很高，也难以满足使用者在不同地域环境及医疗卫生体系下的使用需求。因此，仅仅要求临床实践指南在方法学上有较高的质量，是无法保证指南中推荐意见在临床实践中的有效执行。在此背景下，将高质量的临床实践指南根据使用地区及医疗环境进行适用性改编，逐步得到了指南制定者和使用者的认同。适用性也作为临床实践指南评价的一个重要指标，也逐渐开始出现专门的国际机构，研究和开发临床实践指南适用性改编的方法和程序。

2005 年，一个致力于制定临床实践指南适用性改编的规范程序的国际组织 ADAPTE 协作组正式成立。2009 年，该协作组正式发布了临床实践指南适用性改编手册，向指南制定者提供了一系列用于临床实践指南改编过程中的工具，提供了一套规范、可参照的临床实践指南适用性改编程序。2010 年，ADAPTE 协作组正式与国际指南协作网（GIN），在其官方网站（http://www.g-i-n.net/）上免费发布指南适用性改编手册和工具，以帮助更多的指南开发者提高制定临床实践指南的效率。

ADAPTE 指南适用性改编的全套文件可从下述网站免费获取：http://www. g-i-n. net/document-store/working-groups-documents/adaptation/adapte-resource-toolkit-guideline-adaptation-2-0.pdf。

二、ADAPTE 协作组临床实践指南适用性改编的核心程序和方法

目前，ADAPTE 协作组对临床实践指南改编的核心内容包括 3 个阶段、9 个模块和 24 个步骤。

1. 3 个阶段

ADAPTE 协作组将临床实践指南的适用性改编过程划分为 3 个阶段：准备阶段、指南适用性改编阶段和完成阶段（图 3-7-1）。

准备阶段是指南编写制定的起始阶段，主要包括建立指南改编小组，决定指南改编的范围及主题，撰写工作计划，准备指南改编过程中所需要的资源和相关技能，完成指南改编小组成员潜在的利益冲突声明的文件。

指南适用性改编阶段是整个适用性改编的核心，在这个阶段中，首先应确定临床实践指南涉及的健康问题"PIPOH"，即应用人群（population，P）、干预（intervention，I）、指南使用者（professions，P）、产出（outcomes，O）和医疗保健场所（health care setting，H），全面检索相关指南，并制定相应的纳入和排除标准对检索到的指南进行筛选，然后对入选的指南进

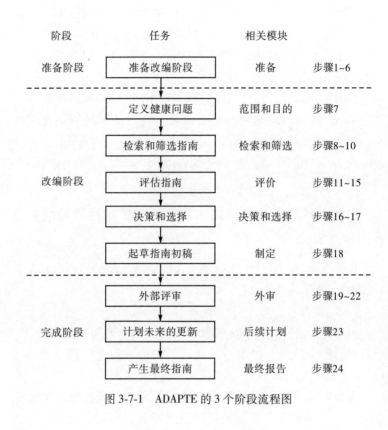

图 3-7-1　ADAPTE 的 3 个阶段流程图

行 5 方面的评价，包括指南的质量评价、更新情况评价、一致性评价、指南内容评价、适用性和可接受性评价，为方便指南制定者使用，ADAPTE 协作组提供相应的指南评价工具，汇总指南评价结果并根据结果综合考虑指南内容和推荐意见的选择，并开始准备起草改编指南。

完成阶段是临床实践指南适应性改编的最后阶段，主要包括改编后的指南外部评审、更新计划及最终稿指南的确定。

2. 9 个模块和 24 个步骤

3 个阶段中，每个阶段又包含若干个步骤，总共 24 个步骤（表 3-7-1），为了便于临床实践指南改编过程中的具体操作，ADAPTE 协作组将 3 个阶段中的 24 个步骤归为 9 个模块，其中准备阶段包含 1 个模块，改编制定阶段包括 5 个模块，完成阶段包括 3 个模块。经过 9 个模块，24 个步骤，完成了指南的适用性改编，节省了指南制定的成本，使指南的制定更为高效。

表 3-7-1 ADAPTE 的 24 个步骤

准备阶段	改编制定阶段	完成阶段
1. 成立指南制定小组	7. 确定健康问题	19. 外部评价
2. 明确改编指南的主题	8. 检索指南和其他相关内容	20. 咨询相关机构意见
3. 确定指南改编是否可行	9. 筛选检索到的指南	21. 咨询指南原制定者意见
4. 确保指南改编所需要的资源和相关技能	10. 进一步指南筛检	22. 对原指南致谢
5. 完成准备阶段的任务	11. 指南质量评价	23. 指南更新的计划
6. 撰写指南制定方案	12. 指南更新情况评价	24. 完成指南改编
	13. 指南内容评价	
	14. 指南一致性评价	
	15. 评价推荐意见的可接受性或可行性	
	16. 汇总评价结果	
	17. 确定指南内容	
	18. 起草改编指南	

三、ADAPTE 方法的 19 个支持工具

为了更加方便 ADAPTE 方法的使用，ADAPTE 协作组还提

供了 19 个工具以支持其应用。如工具 2：指南检索来源（Tool 2-Search Sources and Strategies）列出了常用的指南网站的具体名称和网址以供检索；工具 3：利益冲突声明（Tool 3-Sample Declaration of Conflict of Interest）给出了指南制定者利益冲突声明的模板；工具 13：评估表——证据的检索和选择（Tool 13-Evaluate Sheet-Search and Selection of Evidence）列出了详细的评价证据检索是否全面及判断偏倚来源的清单。这些工具可为用户在改编指南时提供帮助。

参 考 文 献

［1］吕爱萍，谢雁鸣，韩学杰. 基于循证医学的中医临床实践指南编制方法与范例. 北京：中国中医药出版社，2013.

［2］李幼平. 循证医学. 北京：人民卫生出版社，2014.

［3］Guyatt GH. 循证医学的五个发展方向. 中国循证医学杂志，2006，6（3）：159-161.

［4］陈耀龙，李幼平，杜亮，等. 医学研究中证据分级和推荐强度的演进. 中国循证医学杂志，2008，8（2）：127-133.

［5］解染，陈耀龙，陈昊，等. 循证指南制定中患者价值观和偏好的研究方法. 中国循证医学杂志，2015，15（5）：586-591.

［6］陈耀龙，姚亮，陈昊，等. GRADE 在系统评价中应用的必要性及注意事项. 中国循证医学杂志，2013，13（5）：1-4.

［7］胡晶，陈茹，谢雁鸣，等. 科学和规范的改编临床实践指南. 中国循证儿科杂志，2012，5（7）：226-230.

［8］史楠楠，韩学杰，宇文亚，等. 临床实践指南适用性改编方法及对中医临床实践指南的启示. 中华中医药杂志，2014，29（10）：3166-3169.

［9］姚亮，王琪，王小琴，等. 指南 2.0：为成功制定指南而系统研发的全面清单. 中国循证医学杂志，2014，14（9）：1135-1149.

［10］杨克虎，主译. 世界卫生组织指南制定手册. 兰州：兰州大学出版社，2013.

［11］詹思延. 临床实践指南的制定应当科学、规范. 中华儿科杂志，2009，47（3）：163-166.

［12］刘鸣，杨杰，王一平. 对循证指南制定方法及临床应用的新思考. 中国循证医学杂志，2009，9（2）：127-128.

［13］曾宪涛，冷卫东，李胜，等. 如何正确理解及使用 GRADE 系统. 中国循证医学杂志，2011，11（9）：985-990.

［14］曾宪涛，包翠萍，曹世义，等. Meta 分析系列之三：随机对照试验的质量评价工具. 中国循证心血管医学杂志，2012，4（3）：183-185.

［15］曾宪涛，黄伟，田国祥. Meta 分析系列之九：Meta 分析的质量评价工具. 中国循证心血管医学杂志，2013，5（1）：3-5.

［16］王波，詹思延. 国外循证临床实践指南制定的方法与经验. 中国循证心血管医学杂志，2013，5（4）：334-336.

［17］陈可冀，蒋跃绒. 中医和中西医结合临床指南制定的现状与问题. 中西医结合学报，2009，7（4）：301-305.

［18］Guyatt GH, Oxman AD, Vist GE, et al. GRADE：an emerging consensus on rating quality of evidence and strength of recommendations. BMJ, 2008, 336（7650）：924-926.

［19］Schünemann HJ, Wiercioch W, Etxeandia I, et al. Guidelines 2.0：systematic development of a comprehensive checklist for a successful guideline enterprise. CMAJ, 2014, 186（3）：E123-142.

［20］Rawlins MD. National Institute for Clinical Excellence：NICE works. J R Soc Med, 2015, 108（6）：211-219.

［21］Rawlins MD. NICE：moving onward. N Engl J Med, 2013, 369（1）：3-5.

［22］Rawlins MD. The decade of NICE. Lancet, 2009, 374（9686）：351-352.

［23］Pearson SD, Rawlins MD. Quality, innovation, and value for money：NICE and the British National Health Service. JAMA, 2005, 294

（20）：2618-2622.

[24] Rawlins MD, Culyer AJ. National Institute for Clinical Excellence and its value judgments. BMJ, 2004, 329 (7459) : 224-229.

[25] Rawlins M. In pursuit of quality: the National Institute for Clinical Excellence. Lancet, 1999, 353 (9158) : 1079-1082.

[26] Zeng X, Zhang Y, Kwong JS, et al. The methodological quality assessment tools for preclinical and clinical studies, systematic review and meta-analysis, and clinical practice guideline: a systematic review. J Evid Based Med, 2015, 8 (1) : 2-10.

第四章　循证临床实践指南研发实例解读

第一节　抗栓治疗及血栓预防循证临床实践指南第9版

2012年，美国胸科医师协会（American College of Chest Physician，ACCP）制定了第9版《抗栓治疗及血栓预防循证临床实践指南》。这是一部基于GRADE方法学理论体系制定的循证实践指南，其方法学流程有着鲜明的特点和代表性，本节重点介绍其制定的方法学流程特点。

一、指南制定工作小组的组成与遴选

首先指南项目成立指南执行委员会，执行小组主要成员为指南项目的负责人及方法学顾问。再由该指南执行委员会为本指南涉及的每个主题选择推荐小组成员。每个主题的小组有1名组长和1名副组长，负责每个主题的最终推荐意见。

每个组长要求其有方法学背景并且就各项推荐而言均无重大经济或学术利益冲突，但是，基本上所有的组长还具有临床医师身份，指南执行委员会根据既往的指南制定经验尤其是对GRADE方法的熟悉程度选定上述人员。在对组长及其小组成员的利益冲突声明进行审核之后ACCP健康与科学政策委员会（Health and Science Police Committee，HSP）表决通过了组长及所有的小组成员的任命。ACCP HSP委员会对所有的被提名人选进行了资格审核，在审阅了其个人简历及利益冲突声明后批准

其任命。在 150 位被提名人中，137 人的任命得以批准，18 人的任命在处理利益冲突（在制定过程中定期声明并对当前利益冲突进行审核）之后得以批准，另 13 人的任命因经济利益冲突较大而未被批准。涉及推荐的小组成员人数为 7~14 人。专题小组中未纳入患者或特定相关方群体。

各专题小组成员中还包括一名工作在相关领域一线的临床医师，该医师既非血栓形成领域的专家，亦非方法学家或临床研究者。在与专题编辑和 ACCP HSP 委员会协商后选定了上述医师。其职责如下：①提出未在上一版指南 AT-8（AT 是 antithrombotic therapy 的缩写）中进行讨论的涉及血栓形成预防、诊断与治疗的，具有重要实践意义的临床问题。②对论文与推荐的草案进行评审以评估指南的可用性及推荐意见的可操作性。

为评估经济效益方面的问题，我们召集了 6 名有卫生经济学背景的医师加入涉及推荐的 AT-9 专题小组。上述人员的遴选与批准过程与选取各专题组长和其他小组成员的流程相一致。

二、明确临床问题

由执行委员会中的血栓领域专家和各专题小组组长承担界定各专题的临床问题的主要职责。针对各临床问题，由专题组长和副组长确定相关人群、备选处理方案（干预和比较）及结局指标，即人群、干预、比较和结局（PICO 模式）。各项临床问题为制定研究的纳入与排除标准提供了框架并指导检索相关证据（系统评价与原始研究）。针对干预性问题，制定小组原则上将可纳入的原始研究限定为随机对照试验（RCT），但在缺乏RCT 资料的情况下亦可考虑纳入观察性研究。

三、患者重要结局指标与替代结局指标

由专题组长及小组成员为各项临床问题选取结局指标，选

择标准及方法在各专题间基本保持一致。将入选结局指标限定于对患者而言具有重要意义的结局。若有关抗凝治疗负担的相关考虑有助于平衡利益与危害，则将其作为一项患者重要结局。若未能找到某些一开始被确定为患者重要结局的相关信息，则在衡量某干预对该结局影响的利益与危害的过程中考虑不确定性。

在缺乏患者重要结局相关资料的情况下，采用替代结局有助于估计某干预对该结局的影响。替代结局的实例包括：经静脉造影或超声监测发现的无症状性静脉血栓及国际标准化比值位于治疗范围的时间百分比（在经中心静脉抗凝治疗有效性评价过程中用做出血和血栓形成的替代结局）。

四、证据的收集

为搜集相关证据，由俄勒冈卫生科技大学循证实践中心的方法学家和医学图书馆员组成的团队在 Medline、Cochrane Library 等数据库中进行文献检索。该团队针对各专题进行检索以获取相关的系统评价及原始研究。上述检索起自 2005 年 1 月第 1 周之后，因 AT-8 检索截至该时间点。许多专题针对特定临床问题进行更为集中的检索。对 AT-8 中未涉及的临床问题，检索时间起点视各项干预而定。对于检索出的系统评价还被用来发现更多研究，以补充数据库检索的结果。

五、证据汇总及证据评价

对于检索出的系统评价进行方法学质量评价，如果没有发现高质量的系统评价提供合并后的效应估计，则在原始研究及相关数字资料足够同质的情况下开展 Meta 分析，形成证据体。通过 GRADE 方法学体系，以结局指标为单位进行各研究的证据体质量评价（GRADE 评价方法参见第二章），并以关键性结局指标的最低质量作为证据体的总体质量。

六、证据体的汇总展示

根据 GRADE 方法学，对于证据体通过 Summary of Finding Table（表 4-1-1）和 Evidence profile（表 4-1-2）表格进行展示，告知证据使用者相应结局指标的绝对及相对效应量大小及证据质量。

七、价值与偏好

在不同干预方案产生的正面和负面结局之间进行权衡是制定推荐意见的基本步骤，同时还需要进行价值与偏好的判断。在大多数情况下，对于抗血栓治疗指南需要在血栓事件的减少和出血事件的增多之间进行权衡。一般认为应该使用患者群体的平均价值与偏好，用以实施决策。然而现实情况下，患者对于健康结局的价值标准存在较大的个体差异性。因此对于患者价值与偏好差异程度的知晓是决定推荐强度的因素之一，价值与偏好差异性越大，越倾向于给予弱推荐。

AT-9 指南对于价值与偏好的考虑，是通过对抗血栓治疗的患者价值与偏好的相关文献进行系统评价以制定决策。尽管上述研究方法尚待进一步发展，该领域亦需更为深入的研究，但此次针对患者价值与偏好的系统评价的结果已被运用于指南中并提供相应指导。

通过系统评价，研究显示不同患者价值与偏好的研究结果存在较大差异性，并且该差异往往难以解释。不同研究间的差异性及不同研究中患者价值与偏好的差异性导致在制定强推荐意见时应进行慎重考虑。因此该指南限制在以下情况使用强推荐：①干预的正面结局显著胜于干预的负面结局（反之亦然）；②有理由相信价值与偏好标准是相对统一的。

表 4-1-1　Summary of Finding Table

Summary of Findings Table: Prasugrel/Aspirin vs Clopidogrel/Aspirin in Patients With a Recent ACS and PCI[24]

Outcomes	No. of Participants (Studies), Mean Follow-up	Quality of the Evidence (GRADE)	Relative Effect, RR (95% CI)	Anticipated Absolute Effects (1-y Time Frame)	
				Risk With Clopidogrel	Risk Difference With Prasugrel (95% CI)
Vascular mortality	13,608 (1 study), 14.5 mo	Moderate due to imprecision	0.89 (0.7 ~ 1.12)	24 deaths per 1,000d	3 fewer deaths per 1,000 (from 7 fewer to 3 more)
Nonfatal MI	13,608 (1 study), 14.5 mo	High	0.76 (0.67 ~ 0.85)	95 MI per 1,000d	0 fewer strokes per 1,000 (from 3 fewer to 5 more)
Nonfatal stroke	13,608 (1 study), 14.5 mo	Moderate due to imprecision	1.02 (0.71 ~ 1.45)	10 strokes per 1,000d	0 fewer strokes per 1,000 (from 3 fewer to 5 more)
Major extracranial bleed Non-CABG-related TIMI major bleeding	13,457 (1 study); median, 14.5 mo	High	1.32 (1.03 ~ 1.68)	22 major bleeds per 1,000d	6 more major bleeds per 1,000 (from 0 more to 12 more)

续 表

The anticipated absolute effect is expressed as risk difference (and its 95% CI) and is based on the baseline risk in the comparison group and the relative effect of the intervention (and its 95% CI). High quality indicates further research is very unlikely to change our confidence in the estimate of effect; moderate quality, further research is likely to have an important impact on our confidence in the estimate of effect and may change the estimate; low quality, further research is very likely to have an important impact on our confidence in the estimate of effect and is likely to change the estimate; and very-low quality, we are very uncertain about the estimate. ACS: acute coronary syndromes; CABG5coronary artery bypass graft; GRADE: Grades of Recommendations, Assessment, Development, and Evaluation; MI: myocardial infarction; PCI: percutaneous coronary intervention; RR5risk ratio; TIMI: thrombolysis in myocardial infarction.

表 4-1-2　Evidence profile

Evidence Profile: Question: Should LMWH Rather Than VKA be Used for Long-term Treatment of VTE?

Participants (Studies), Median Follow-up	Quality Assessment						Summary of Findings				
	Risk of Bias	Inconsistency	Indirectness	Imprecision	Publication Bias	Overall Quality of Evidence	Study Event Rates (%)		Relative Effect, RR (95% CI)	Anticipated Absolute Effects	
							With VKA	With LMWH		Risk With VKA	Risk Difference With LMWH (95% CI)
Overall mortality (critical outcome)											
2,496(7 RCTs), 6 mo	No serious risk of bias Selective outcome reporting not serious	No serious inconsistency	No serious indirectness	Serious imprecision CI includes important benefit and harm	Undetected	Moderate due to imprecision	202/1,231 (16.4)	204/1,265 (16.1)	0.96 (0.81 ~ 1.13)	164 deaths per 1,000	7 fewer deaths per 1,000(from 31 fewer to 21 more)

续　表

		Quality Assessment						Summary of Findings			
					Recurrent symptomatic VTE (critical outcome): DVT and PE						
2 727(8 RCTs), 6 mo	Serious risk of bias No studies were blinded	No serious inconsistency	No serious indirectness	No serious imprecision	Undetected	Moderate due to risk of bias	105/1,349 (7.8)	67/1,378 (4.9)	0.62 (0.46 ~ 0.84)	No cancer	
										30 VTEs per 1,000	11 fewer VTE per 1,000 (from 5 fewer to 16 fewer)
										Nonmetastatic cancer	
										80 VTEs per 1,000	30 fewer VTE per 1,000 (from 13 fewer to 43 fewer)

续 表

Major bleeding (critical outcome)

	Quality Assessment						Summary of Findings				
2 737(8 RCTs), 6 mo	No serious risk of bias Lack of blinding not serious	No serious inconsistency	No serious indirectness	Serious imprecision CI includes important benefit and harm	Undetected	Moderate due to imprecision	53/1,351 (3.9)	45/1,386 (3.2)	0.81 (0.55～1.2)	No cancer or nonmetastatic cancer	Metastatic cancer 200 VTEs per 1,000d — 76 fewer VTE per 1,000 (from 32 fewer to 108 fewer)

续　表

Quality Assessment	Summary of Findings	
		Metastatic cancer
		20 bleeds per 1,000l
		4 fewer bleeds per 1,000 (from 9 fewer to 4 more)

15 fewer bleeds per 1,000 (from 36 fewer to 16 more) (Continued)

15 fewer bleeds per 1,000 (from 36 fewer to 15 more) (Continued)

15 fewer bleeds per 1,000 (from 36 fewer to 14 more) (Continued)

15 fewer bleeds per 1,000 (from 36 fewer to 13 more) (Continued)

15 fewer bleeds per 1,000 (from 36 fewer to 12 more) (Continued)

15 fewer bleeds per 1,000 (from 36 fewer to 11 more) (Continued)

15 fewer bleeds per 1,000 (from 36 fewer to 10 more) (Continued)

15 fewer bleeds per 1,000 (from 36 fewer to 9 more) (Continued)

15 fewer bleeds per 1,000 (from 36 fewer to 8 more) (Continued)

15 fewer bleeds per 1,000 (from 36 fewer to 7 more) (Continued)

15 fewer bleeds per 1,000 (from 36 fewer to 6 more) (Continued)

15 fewer bleeds per 1,000 (from 36 fewer to 5 more) (Continued)

八、资源利用问题

在 AT-9 资源利用（花费）问题上，该指南遵循既往原则。重点在两个方面对推荐意见进行经济评价：①关于资源利用的考量可能改变推荐意见的方向或强度；②已有高质量的经济评价。当并非上述状况时，指南在推荐意见中不考虑资源利用问题。

资源利用的考虑，主要仍旧采用的是成本-效用分析的方法，在具体实施时，主要经济分析的结果要么增加弱推荐的强度，要么降低强推荐的强度。在成本-效用研究支持已有强推荐的情况下，不需要再对该推荐意见进行修改。对于可能影响推荐意见的成本效用事项举例如下：

情况一：临床证据表明，相较于 B，更倾向于对 A 进行强推荐

1. 当来自于经济评估的高质量证据显示，A 平均质量调整寿命年（quality adjusted life years，QALY）内人均国内生产总值（gross domestic product，GDP）（约 150 000 美元）的成本较 B 少3 倍以上，则对 A 进行强推荐。

2. 当来自于经济评估的高质量证据显示，A 平均 QALY 内人均 GDP（150 000~250 000 美元）的成本是 B 的 3~5 倍，则对 A 进行弱推荐。

3. 当来自于经济评估的高质量证据显示，A 平均 QALY 内人均 GDP（250 000 美元以内）的成本较 B 多 5 倍以上，则对 B 进行弱推荐。

情况二：临床证据表明，相较于 B，更倾向于对 A 进行弱推荐

1. 当相较于 B，A 节约 10%~20% 人均 GDP 的成本（5 000~10 000 美元），则对 A 进行强推荐（成本节约必须代表全体下流成本并且不仅仅是干预的实际成本；对其分析必须证

实有十足把握认为存在成本节约)。

2. 当 B 的成本略高于 A (小于 10% 人均 GDP),则持续对 A 进行弱推荐。

3. 当 A 平均 QALY 内人均 GDP 的成本是 B 的 0~5 倍,则持续对 A 进行弱推荐。

4. 当 A 平均 QALY 内人均 GDP 的成本较 B 多 5 倍以上,则对 B 进行弱推荐。

九、推荐意见的形成

1. 推荐意见的制定

根据 GRADE 工作组推荐方法,专题组长,在某些情况下由无利益冲突的小组成员进行协助,形成推荐意见的草案。推荐意见的制定需要考虑:干预正、负面结局的平衡,证据的质量,患者价值与偏好的差异性,以及资源利用问题。当积极效果显著大于消极效果时,对推荐意见进行强推荐评级,以"我们推荐"进行表述并标记为 1。当积极效果不清楚或显著小于消极效果时,对推荐意见进行弱推荐评级,以"我们建议"进行表述并标记为 2。同时提供证据质量的评级,证据质量的评级为高,A;中,B;低,C;极低,D。

2. 推荐意见的定稿

上述步骤完成后,无重大利益冲突的专题小组成员就推荐意见的草案进行讨论。初始讨论通常就证据质量、推荐意见的方向和强度达成共识,形成指南的草案。至少 2 名执行委员会成员就指南草案(包括推荐意见)进行详细的评审,并提供书面评审意见,随后向全体 AT-9 成员提供相关文章。

难以达成一致意见的推荐将于终审会议上进行讨论,专题正副组长及每项专题中至少一名小组成员列席此次会议。会议之前,全体 AT-9 小组成员对其利益冲突声明进行更新。同时,

ACCP 邀请一些对指南专题有兴趣的临床组织作为观察员参与终审会议。

终审会议上，每个专题的代表就其领域的推荐意见进行潜在争议性问题的提交。经出席人员与通过视频参与会议的人员的共同讨论后，无重大利益冲突的全体专题小组成员对每条推荐意见进行投票。投票方法使用 GRADE 表格，采用德尔菲法，拥有 80% 及以上赞成票的推荐意见被认为是强推荐。终审会议中全部重要的通讯与决策均以书面和录音的形式被记录，并在网上进行公布。

十、指南外审

ACCP HSP 委员会针对全体 ACCP 循证临床实践指南制定全面评审的流程。AT-9 执行委员会终审后，指南将继续接受来自 ACCP 心血管和肺血管网络组、HSP 委员会和 ACCP 董事会的评审。HSP 委员会与 ACCP 董事会拥有赞成或反对的权利，但在最终批准前，他们通常与专题小组成员、编辑共事以进行必要的修订。HSP 委员会与 ACCP 董事会任命主要评审员，其工作在于对各个专题下包含的所有文章进行评审，其余 HSP 委员会成员负责对各个专题下包含的若干文章进行评审。评审员对文章内容和方法进行考虑，并且对他们是否遵照 HSP 委员会流程撰写进行考虑。全体评审员均将接受利益冲突的公开与管理。在无专题小组成员、AT-9 执行委员会、HSP 委员会和 ACCP 董事会的批准和同意情况下，任何证据质量的推荐或评价均不应进行改动。

十一、AT-9 更新与传播

AT 小组坚持 AT-9 继续保持抗血栓指南制定的传统，当有新的重大的研究发表并且该研究可能改变当前的推荐意见时，他们将对推荐意见进行更新。2011 年 3 月，ACCP 董事会批准相关提议，将指南制定和更新流程修改为"动态的指南"流程，即循证指南将定期接受评估并更新。第 9 版指南发表后 1 年，全部的临床问题或一系列相关问题均将独立成各个单元，该流程将在未来的发表文章中进行深入的讨论。

除了发表指南，ACCP 亦提供临床资源，包括推荐意见的快速参考、患者教育资料及简介的幻灯片展示。这些资源将持续以指南为基础，但是它们可以通过 ACCP 网站进行在线获取。另外，亦将有相关的资源、工具和链接（http://www.chestnet.org/）以帮助内容更易于使用和检索，利于指南的传播。

十二、指南的利益冲突说明

专题小组全体成员被要求公开经济利益冲突（如，收受资金及相关产业资助）和学术利益冲突（如，与推荐意见密切相关的原始资料的发表）。经济和学术利益冲突分为主要（较为严重）和次要（较为不严重）冲突两类。主要学术利益冲突的操作定义包括与推荐意见直接相关的原始研究和同行评议基金的来源（政府、非营利组织）。主要经济利益冲突的操作定义包括咨询服务、顾问委员会成员及类似产业。专题组长应无重大的利益冲突，但一些副组长可能存在相关的利益冲突。ACCP HSP 委员会认为与无利益冲突的专题小组不同，应对这些小组的一些重大的冲突进行管理，相关措施包括，制定更为频繁的对外公开信息政策，并且取消与冲突有关的各项活动。

专题小组成员，包括与特定推荐意见有重大利益冲突的正副组长，将不能参与制定推荐意见方向或强度的终审会议，亦不能对存在利益冲突的推荐意见进行投票。然而存在重大利益冲突的小组成员可以参与讨论并就证据的解释提供他们的意见。相关利益冲突的声明材料均在网络可以查阅。

第二节 循证针灸临床实践指南：
单纯性肥胖病

第一节对美国胸科医师协会的《抗栓治疗及血栓预防循证临床实践指南》进行了方法学编制的解读，通过解读介绍了基于GRADE方法学的指南制定流程。目前在国内指南的制定中，应用GRADE方法学的临床实践指南数量十分少，2011年，由国家中管局牵头，中国针灸学会整体负责，制定了13部针灸临床实践指南，这13部针灸临床实践指南，采用循证实践指南的制定方法，应用GRADE方法学，形成最终的推荐意见。本节就重点对其中《循证针灸临床实践指南：单纯性肥胖病》进行编制解读。

一、指南制定工作小组的成立

该指南制定工作小组由两部分组成，一部分是专家指导委员会，一部分是指南编写小组。专家指导委员会主要邀请临床针灸专家和方法学专家组成，指南编写小组主要由指南负责人、学术秘书、方法学家组成，同时还吸纳了内分泌专业临床医师、针灸临床医师及患者代表（表4-2-1）。

表 4-2-1 指南制定工作小组
专家组成员

姓名	性别	职称	工作单位	课题中的分工
刘志诚	男	主任医师	南京中医药大学	指导指南推荐方案框架的确定
王玲玲	女	教授	南京中医药大学	指南适用人群的确定及专科意见指导

续　表

姓名	性别	职称	工作单位	课题中的分工
杨克虎	男	教授	兰州大学循证医学中心	指南方法学指导
吴泰相	男	教授	四川大学华西临床医学院	指南方法学指导

指南编写小组成员

	姓名	性别	学历/职称	工作单位	课题中的分工
组长秘书	徐斌	男	医学博士 教授	南京中医药大学	课题负责人，总体设计，组织实施
	陈昊	男	博士 讲师	南京中医药大学	负责课题专家组与编写组成员之间的联络协调、会议记录、文档保存等
起草组	夏有兵	男	医学博士 副教授	南京医科大学	负责古代文献的检索及专家经验的收集
	陈昊	男	医学硕士 讲师	南京中医药大学	负责英文文献检索，文献数据提取，文献质量评价，指南的撰写
	陈耀龙	男	医学博士 讲师	兰州大学循证医学中心	负责现代文献检索，文献数据提取，文献质量评价，指南的撰写
	余芝	女	医学硕士 讲师	南京中医药大学	负责文献数据提取，制定系统评价
	梁超	男	医学博士 研究生	南京中医药大学	负责文献数据提取，制定系统评价

二、临床问题的产生

指南工作小组通过发放调查问卷，现场访谈，最终形成了本指南拟关注和解决的临床问题，具体分为共性问题和个性问题两大类。

共性问题

1. 针灸疗法适用于哪类人群？

2. 当前治疗单纯性肥胖病的针灸方法有哪些？

3. 针灸治疗单纯性肥胖病患者如何选择针灸方法？

4. 针灸治疗单纯性肥胖病患者有哪些注意事项？

5. 针灸治疗单纯性肥胖病患者如何进行护理和自我护理？

6. 针灸治疗单纯性肥胖病患者的不良反应及禁忌证？

个性问题

1. 单用某种针灸方法治疗单纯性肥胖病是否有效？

2. 毫针刺法、电针疗法、温针疗法、耳穴压丸疗法、穴位埋线疗法是否适用于治疗单纯性肥胖病患者？每种疗法具体的适用群体是哪些？

三、关注的结局指标与分级

通过发放问卷及召开工作小组会议，最终确定指南关注的结局指标有体重（body weight），体质指数（body mass index，BMI），体脂百分比（body fat percentage，F%），腰臀比（waist hip ratio，WHR），生存质量量表（WHO quality of life scale，WHOQOL），综合评价指标（有效率/无效率）（参照 1997 年第五届肥胖病研究学术会议修订的《单纯性肥胖病的诊断及疗效评定标准》），并对结局指标进行了 1~9 分的分级，1~3 分为非重要指标，4~6 分为重要指标，7~9 分为至关重要的指标（表4-2-2）。

表 4-2-2　结局指标分级

疗效评价指标	分级
体重	7
BMI	8
体脂百分比	7
腰臀比	6
生存质量量表	8
有效率	7

四、证据的检索与收集

1. 检索范围

检索范围分为古代文献和现代研究两大部分。

2. 检索策略

2.1　古代文献

通过检索《中华医典》光盘，检索古代文献中有关针灸治疗单纯性肥胖病的相关记载。

检索词主要为："肥人"、"膏"、"脂"、"肥满"、"身重"、"轻身延年"，"针刺"、"针灸"、"灸"。

2.2　现代研究

通过检索中英文主流数据库 CBM，CNKI，万方，pubmed，embase，cochrane library，检索当前针灸治疗单纯性肥胖病的临床研究。检索时间为 1979 年 12 月~2013 年 12 月。

中文检索词为："肥胖"，"单纯性肥胖"，"超重"，"减肥"，"针刺"，"针灸"，"电针"，"穴位埋线"，"温针"，"灸"，"耳穴"，"腹针"。英文检索词为："obesity"，"lose weight"，"overweight"，"weight gain"，"fat"，"acupuncture"， "acupressure", "acupoint", "electroacupuncture", "moxibusition", "auriculotherapy", "otopuncture therapy", "auriculoacupuncture", "abdomen acupuncture" "abdominal acupuncture", "auricular plaster", "catgut implantation at acupoint", "acupoint catgut embedding", "catgut embedding"。

2.3　检索方法

采用主题词和自由词相结合。

3. 现代文献纳入标准

现代文献的纳入标准如下：

- 被明确诊断为单纯性肥胖病的患者。
- 临床对照试验及针灸治疗单纯性肥胖病的系统评价。
- 仅一种针灸方法作为干预措施。
- 对照组为不同的针灸疗法或者非针灸疗法。

4. 检索结果

4.1　古代文献

经检索，未发现《中华医典》中有论述针灸治疗单纯性肥胖病相关的记载。

4.2　现代文献

共检索出现代文献5995篇，其中中文文献5770篇，英文文献225篇，经软件查重，对照文献纳入标准阅读标题及摘要后，最终纳入现代文献60篇，其中中文53篇，英文7篇。纳入的60篇文献中，临床研究篇58篇，系统评价2篇。

五、证据汇总与评价

通过Meta分析的方法，对检索的证据形成证据体，并通过GRADE方法学，以结局指标为单位对证据体质量进行评价，并以至关重要指标中的最低证据质量作为证据体的总的质量。最终证据体的总的证据质量为极低。

六、患者价值偏好及资源消耗的考虑

本指南对患者价值偏好的研究方法主要基于现场访谈和调查问卷，调研患者在面临临床实际问题时，选择针灸疗法作为治疗方法的一致性。对于资源消耗的评估方法主要基于现有的文献证据及基于江苏省针灸疗法的直接成本和间接成本的测算。

通过研究，发现患者对于针灸疗法治疗单纯性肥胖病有较好的一致性，且通过成本测算，同时考虑针灸纳入医保范畴，发现针灸相对其他疗法，有较大的经济学优势。

七、推荐意见及指南初稿的形成

对形成的证据体通过 Summary of Finding Table 和 GRADE Evidence Profile 进行展示，召开指南工作小组会议，通过德尔菲法进行讨论，达成共识，最终形成指南的推荐意见。基于推荐意见，形成指南的初稿。

八、指南的外审

由中国针灸学会标准化委员会统一负责，指南初稿送交 20 名专家进行评审，根据评审意见进行修改后，再次交审，经过两次评审后，形成指南的终稿。

九、指南的发布与更新

指南由中国针灸学会统一负责，由中国中医药出版社出版发行，并每 2 年更新 1 次。

参 考 文 献

[1]《循证针灸临床实践指南》编委会. 循证针灸临床实践指南：单纯性

肥胖病. 北京：中国中医药出版社，2015.

［2］解染，陈耀龙，陈昊，等. 循证指南制定中患者价值观和偏好的研究方法. 中国循证医学杂志，2015，15（5）：586-591.

［3］陈耀龙，姚亮，陈昊，等. GRADE 在系统评价中应用的必要性及注意事项. 中国循证医学杂志，2013，13（5）：1-4.

［4］曾宪涛，冷卫东，李胜，等. 如何正确理解及使用 GRADE 系统. 中国循证医学杂志，2011，11（9）：985-990.

［5］曾宪涛，田国祥，牛玉明，等. GRADEprofiler 软件的使用简介. 中国循证心血管医学杂志，2011，3（5）：390-392.

［6］Guyatt GH, Norris SL, Schulman S, et al. Methodology for the Development of Antithrombotic Therapy and Prevention of Thrombosis Guidelines: Antithrombotic Therapy and Prevention of Thrombosis, 9thed: American College of Chest Physicians Evidence-Based Clinical Practice Guidelines. Chest, 2012, 141 (2 Suppl): 53S-70S.

第五章　临床实践指南的评价实例

第一节　AGREE Ⅱ工具简介与解读

一、质量评价工具研发背景

临床实践指南（clinical practice guidelines，CPG）是指针对特定的临床情况、系统制定出帮助临床医生和患者做出恰当处理的指导性意见（推荐意见）。CPG 在临床诊疗决策和卫生政策制定时起着重要作用。近年来，许多国家尤其是发达国家为解决卫生保健系统面临的诸多难题，都致力于临床实践指南的开发与应用，并取得了举世瞩目的成就。我国 2000~2011 年自主开发和国外制定译本及国内外合作研发中文版的临床实践指南共 493 部。然而，这些指南的质量良莠不齐，质量差的指南甚至会误导临床。因此，对指南的质量进行分析和评价是必要的。

2003 年，AGREE（Appraisal of Guidelines Research and Evaluation in Europe）工具由一组国际指南开发和研究者——AGREE 协作组研发并发布，该工具迅速被翻译成多种语言并被超过 100 种以上的出版物引用；同时，研发小组还建立了专用网站 http://www.agreecollaboration.org 发布了所有有关 AGREE 工具的情况。

2009 年，协作组根据前期使用反馈及实践情况对 AGREE 进行了修订，并更名为"AGREE Ⅱ"。2013 年，我国学者谢利民与王文岳将 AGREE Ⅱ翻译为中文版并发表。在 AGREE Ⅱ发布后，研发小组研发新的官方网站 http://www.agreetrust.org/，网站页面见图 5-1-1。该网站启用后，先前的网站则失效了。有关该质量评价工具的信息可访问官方网站获得。

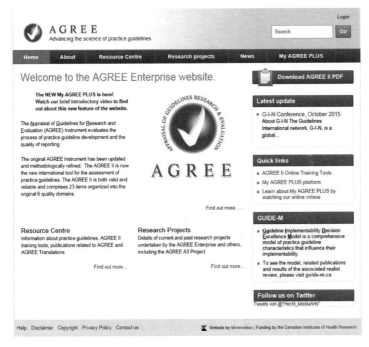

图 5-1-1　AGREE 官方网站界面

二、AGREE Ⅱ工具简介

AGREE Ⅱ评估系统包括 6 个领域 23 个主要条目，以及两个总体评估条目。每一个条目和两个全面评价条目均按 7 分划分等级，1 分代表很不同意，7 分代表很同意，其他视情况给 2~6 分

（表5-1-1）。各个领域的得分等于该领域中各个条目分数的总和，并标化为该领域可能的最高分数的百分比。即某领域最大可能得分=7×条目数×评价员人数，最小可能得分=1×条目数×评价员人数，领域分值=（实际得分—最小可能得分）÷（最大可能得分—最小可能得分）。

表 5-1-1　AGREE Ⅱ 工具的领域及条目

领域	条目
领域1. 范围和目的	1. 明确描述指南的总目的
	2. 明确描述指南涵盖的卫生问题
	3. 明确描述指南的适用人群（患者、公众等）
领域2. 参与人员	4. 指南开发组织包括来自于所有相关专业组织的个人
	5. 收集目标人群（患者和公众）的观点和选择意愿
	6. 明确规定指南的适用者
领域3. 严谨性	7. 应用系统方法检索证据
	8. 清楚描述选择证据的标准
	9. 清楚描述证据的强度和局限性
	10. 清楚描述形成推荐建议的方法
	11. 形成推荐建议时考虑了对健康的益处、副作用和危险
	12. 在推荐建议和支持证据之间有清楚联系
	13. 指南在发布前经过专家的外部评审
	14. 提供指南更新的步骤
领域4. 清晰性	15. 推荐建议明确、不含糊
	16. 明确列出不同的选择或卫生问题
	17. 容易识别主要的推荐建议
领域5. 应用性	18. 指南描述了应用时的促进和阻碍因素，改变了排列序号
	19. 指南提供应用推荐建议的意见和（或）工具，并且领域有改变（原自清晰性）
	20. 指南考虑了推荐建议应用中可能需要的相关资源
	21. 指南提供监视和（或）审计的标准

领域	条目
领域 6. 独立性	22. 赞助单位的观点不影响指南内容
	23. 记录并公示指南开发组织成员的利益冲突

三、AGREE Ⅱ工具解读

翻译版较好地促进了中文读者对 AGREE Ⅱ 的了解，然而，囿于尚缺乏对 AGREE Ⅱ 工具的逐条解读，使得对 AGREE Ⅱ 的使用受到限制。本处结合国内口腔医学领域质量较高的临床实践指南《口腔颌面部血管瘤治疗指南》，AGREE Ⅱ 工具逐条进行解读，以期更好地帮助读者掌握 AGREE Ⅱ 的用法。

例文文献：郑家伟，周琴，王延安，等. 口腔颌面部血管瘤治疗指南. 中国口腔颌面外科杂志，2011，9（1）：61-67.

1. 领域 1 范围与目的

条目 1：明确描述指南的总目的

条目内容：涉及指南对社会和患病人群可能的健康影响。应该详细描述指南的目的，指南预期得到的益处应针对明确的临床问题或卫生项目。

实例内容：血管瘤是婴幼儿最常见的良性肿瘤之一，40%~60%发生于头颈部。必须采取积极的治疗措施。本文参考国内外相关文献和诊治经验，制定口腔颌面部血管瘤治疗指南，希望对临床治疗起到规范和指导作用。新生儿发病率为 2%~3%，1岁以下儿童约为 10%，而在早产儿或低体重新生儿中的发病率可高达 22%~30%。

解读：本指南虽未明确指出其总目的，但在开篇部分的提要就介绍到了该指南针对的健康内容——治疗口腔颌面部血管瘤、预期的益处或结果，对临床治疗起到规范和指导作用，目标人群——血管瘤患儿。描述较清晰简洁而且容易被发现，故建议给5~6分。

条目2：明确描述指南涵盖的卫生问题

条目内容：涉及指南所涵盖的卫生问题，即使没有必要以提问的形式来表达，也必须详细描述有关的卫生问题，尤其是关键的推荐建议。

实例内容：新生儿发病率为2%~3%，1岁以下儿童约为10%，而在早产儿或低体重新生儿中的发病率可高达22%~30%。血管瘤的治疗应该针对其生长的不同阶段，采取不同的处理方法……可进行手术修整和（或）激光治疗。

解读：遵照循证医学中提出临床问题的"PICO"原则，本指南指出了其目标人群（P）——血管瘤患儿，干预措施——冷冻、激光、放射线、药物、手术，未明确介绍对照和结局，故建议给4~5分。

条目3：明确描述指南适用的人群（患者、公众等）

条目内容：对指南涵盖的人群（患者、公众等）应有明确描述，应提供年龄范围、性别、临床类型及共病。

实例内容：新生儿发病率为2%~3%，1岁以下儿童约为10%，而在早产儿或低体重新生儿中的发病率可高达22%~30%。浅表血管瘤通常表现为鲜红色斑疹或丘疹……表面的皮肤颜色因血管瘤的深度不同可表现为正常的颜色或蓝紫色。

解读：该指南针对的目标人群是血管瘤患儿，临床症状为出现不同程度的血管瘤样表现，描述较为详细，建议给5~6分。

2. 领域2 参与人员

条目4：指南开发小组包括了所有相关专业的人员

条目内容：该条目是关于指南开发过程中涉及的专业人员，可以包括发起小组，挑选和评估证据的研究组，以及参与形成最终推荐建议的个人，但不包括对指南进行外部评估的个人和目标人群代表；同时，应提供指南开发小组的组成、原则和有关专家经验方面的信息。

实例内容：中华口腔医学会口腔颌面外科专业委员会脉管性疾病学组制定发布了《口腔颌面部血管瘤和脉管畸形治疗指南》。我们组织从事口腔颌面部脉管性疾病诊疗和研究工作的国内相关专家，参考国内外文献和最新研究成果，制定了《口腔颌面部血管瘤治疗指南》。

解读：该指南指出了其开发小组和指南的制定经验参考国内外文献和最新研究成果，但是没有提供该小组的具体组成（如是否包含方法学专家）、指南的制定原则等，故建议给 3~4 分。

条目 5：收集目标人群（患者、公众等）的观点和选择意愿

条目内容：临床指南的开发应考虑目标人群对卫生服务的体验和期望，在指南开发的不同阶段可以采取多种方法保证做到这一点。例如，通过正式的患者/公众咨询来决定优先项目；让目标人群参与指南开发小组；或参与指南初稿的外部评审；通过访谈目标人群或者对有关目标人群的价值观念、选择意愿及体验进行文献综述来获得相关信息。应当有证据表明采取了某些举措并考虑了目标人群的观点。

实例内容：但其消退前所致的外貌缺陷却常给患儿及家庭带来较为沉重和长久的精神负担。鉴于上述情况，有学者提出应当进行积极主动治疗而不是单纯观察。

解读：该指南在某些地方提到了目标人群的价值观念，并对推荐建议产生了影响。但考虑的次数较少，且没有指出具体收集意愿的方式，故建议给 4~5 分。

条目 6：明确规定指南的使用者

条目内容：指南中必须明确规定指南的使用者，以便读者

迅速判断该指南是否适合他们使用。

实例内容：制定了《口腔颌面部血管瘤治疗指南》，希望对口腔颌面部血管瘤的规范治疗起到指导作用。

解读：该指南虽未明确指出其使用者，但我们从文中不难发现使用者为口腔血管瘤患儿和口腔外科医生。并如条目2中的例子，针对不同时期的血管瘤告知了相应的临床决定。故建议给5~6分。

3. 领域3 严谨性

条目7：应用系统方法检索证据

条目内容：应提供检索证据的详细策略，包括使用的检索词、信息来源、文献涵盖的时间。信息资源包括电子数据库、系统综述数据库、人工查找的期刊、会议论文集及其他的指南。检索策略应尽可能地便于理解和消除偏倚，并十分详尽，以利于重复。

实例内容：本文参考国内外相关文献和诊治经验，制定口腔颌面部血管瘤治疗指南。

解读：本指南仅提到了参考国内外相关文献和诊治经验，没有指出具体的数据来源、时间跨度、检索词和检索策略，故建议给1~2分。

条目8：清楚描述选择证据的标准

条目内容：应提供检索时纳入和排除证据的标准。这些标准及排除/纳入证据的理由都应该很清楚地被描述出来。

实例内容：无。

解读：该指南未指出具体的检索策略，更没有纳入和排除标准。考虑到研发团队可能没有进行报告，故建议给1分。

条目9：清楚描述证据的强度和局限性

条目内容：应该明确说明证据强度和局限性，使用正式的或非正式的工具/方法去评估单个研究偏倚产生的风险和（或）

特殊的结局，和（或）评价合并所有研究的证据体，这可以用不同的方式来呈现。

实例内容：Finn 等通过对 159 例消退期血管瘤患者的随访研究发现 6 岁以前开始消退的血管瘤患儿中 81% 可达到完美的效果。

解读：该指南仅提到了证据，未对证据进行评价，故建议给 1~2 分。

条目 10：清楚描述形成推荐建议的方法

条目内容：应当描述形成推荐建议的方法和如何得出最终的决定。方法很多，比如投票法、非正式共识法、正式共识会议（如德尔菲法、Glaser 方法），还应该说明有争议的地方和解决争议的方法。

实例内容：目前治疗血管瘤的方法主要有等待观察、药物治疗、激光治疗和手术治疗等，除少数情况（如眼睑和头皮巨大血管瘤）外，目前不主张将手术治疗作为血管瘤的首选治疗。

解读：该指南仅提出了推荐建议，但未描述推荐建议形成的方法，故建议给 1~2 分。

条目 11：形成推荐建议时考虑了对健康的益处、副作用及危险

条目内容：指南在开发推荐建议时应考虑对健康的益处、不良反应和危险。

实例内容：常见并发症主要包括萎缩性瘢痕、溃疡、术后紫癜及暂时性色素沉着等。

解读：该指南对大多数推荐建议的不良反应进行了说明，建议给 5~6 分。

条目 12：推荐建议和支持证据之间有明确的联系

条目内容：指南中推荐建议和支持证据之间应当有明确的联系。指南用户能识别与每个推荐建议相关的证据。

实例内容：法国波尔多儿童医院 Leaute-Labreze 等偶然发现，普萘洛尔可以有效控制重症血管瘤的增殖，并促进其消退，其治疗血管瘤的疗效也相继被其他学者证实。

解读：该指南指出了某些推荐建议的相关证据，但不是每个都给出了，故建议给 3~4 分。

条目 13：指南在发布前经过外部专家评审

条目内容：指南在发表前应经过专家的外部评审。评审人员不应该是指南开发小组成员，评审人员应包括临床领域的专家、方法学专家，目标人群代表（患者、公众等）也可以包括在内，并对外部评审的方法学进行描述，包括评审人员名单和他们的机构。

实例内容：无。

解读：该指南并未提到是否被外部专家评审，考虑到发表于正式的期刊，应该是经过了该步骤，故建议给 1 分。

条目 14：提供指南更新的步骤

条目内容：指南需要反映当今最新的研究成果，应提供一个关于指南更新步骤的清楚陈述。例如，给出一个时间间隔或成立一个工作小组，这个小组能定期接受更新文献研究并按要求进行相应的更新。

实例内容：随着医学科学技术的发展，新的观点、方法、技术、药物会不断出现，本指南将根据最新的临床医学证据和科研成果，定期进行修改和更新。

解读：该指南仅提到了会定期更新，但具体的更新步骤、时间都未说明，故建议给 2~3 分。

4. 领域 4 清晰性

条目 15：推荐建议明确，不含糊

条目内容：正如证据主体报告的那样，指南应具体精确地描述推荐建议是在什么情况下、针对何种人群的。

实例内容：同条目 2 下方实例内容。

解读：该指南针对不同时期的血管瘤提出了相应的推荐建议，描述清晰详细，故建议给 6~7 分。

条目 16：明确列出不同的选择或卫生问题

条目内容：目标为一种疾病管理的指南将考虑临床筛查、预防、诊断或治疗存在各种不同的选择，在指南中应该明确提到这些可能的选择。

实例内容：目前，治疗血管瘤的方法主要有等待观察、药物治疗、激光治疗和手术治疗等，除少数情况（如眼睑和头皮巨大血管瘤）外，目前不主张将手术治疗作为血管瘤的首选治疗。

解读：该指南针对血管瘤的治疗方法给出了不同的推荐建议，建议给 6~7 分。

条目 17：容易识别重要的推荐建议

条目内容：用户能容易发现最相关的推荐建议。这些推荐建议能回答指南包括的主要问题，且能以不同的方法识别。例如，可以总结在一个方框中，或是用黑体字、下划线标出，用流程图、运算式等表示。

实例内容：具体详见原文（例如，激光治疗：氩离子激光）。

解读：该指南先提出了血管瘤的治疗方法，然后对其治疗方法的选择做了具体说明，读者能够较快速地了解这些推荐建议，故建议给 5~6 分。

5. 领域 5 应用性

条目 18：指南描述了应用时的促进和阻碍因素

条目内容：指南应用过程中可能存在某些促进或阻碍因素影响指南推荐建议的实施。

实例内容：2008 年中华口腔医学会……希望对口腔颌面部

血管瘤的规范治疗起到指导作用。

解读：该指南未明确地指出指南应用时的促进和阻碍因素，仅提到在治疗过程中起到了积极作用，故建议给2~3分。

条目19：指南提供应用推荐建议的意见和（或）工具

条目内容：要使一个指南更为有效，需要一些附加的材料使之易于推广实施。

实例内容：常用方法是，每天皮下注射1次……继之每周1次，平均疗程8周。

解读：该指南仅在此处提到了推荐建议的具体实施方法，对促进其应用的工具和资源等均未提及，故建议给2~4分。

条目20：指南考虑了推荐建议应用时潜在的相关资源

条目内容：推荐建议可能需要应用额外的资源。例如，可能需要一个更专业的团队，新的设备，昂贵的药物治疗。这可能与卫生预算费用相关，将在推荐建议可能对资源影响的指南中讨论。

实例内容：无。

解读：该指南未对推荐建议应用时潜在的相关资源做任何说明，如各种激光治疗设备、放射性核素敷贴的来源，并不是各级医院都能负担得起这些物资，故建议给1分。

条目21：指南提供了监督和（或）审计标准

条目内容：测量指南推荐建议的应用有助于推荐建议的持续使用，这要求有清晰确定的并源自于指南中重要推荐建议的标准。标准可以是过程测量、行为测量、临床或健康结局的测量。

实例内容：一般直径1.5cm以下的血管瘤，一次注射即可治愈；瘤体较大或病变多发者，一般注射3~5次瘤体明显缩小，并于注射后7~30天有显著效果。

解读：该指南明确描述了平阳霉素治疗不同大小血管瘤时

的注射次数和起效时间等，故建议给 5~6 分。

6. 领域 6 独立性

条目 22：赞助单位的观点不影响指南的内容

条目内容：许多指南开发时使用外部赞助（比如政府、专业团体、慈善小组、制药公司）。支持可能以财政捐款的形式对整个开发进行支持，也可能是部分的（如指南的印刷）。这将有一个明确的声明：赞助单位的观点或利益不会影响最终推荐建议的形成。

实例内容：利益冲突声明：无。

解读：该指南虽未提及赞助单位，但在最后部分声明了无利益冲突，即指南推荐意见的形成不受赞助单位等影响，故建议给 5~6 分。

条目 23：指南开发小组成员的利益冲突要记载并公布

条目内容：指南开发小组成员可能会存在利益冲突。例如，由制药公司赞助的指南与这个开发小组成员有关，这个原则就可能应用。所以，必须明确指出参与指南开发小组的所有成员都应声明他们是否存在利益冲突。

实例内容：利益冲突声明：无。

解读：该指南在最后部分声明了无利益冲突，但该指南由中华口腔医学会口腔颌面外科专业委员会脉管性疾病学组制定，那么该学组中是否所有成员均未涉及利益冲突未行报告，故建议给 3~5 分。

四、结语

本节介绍了 AGREE Ⅱ 工具，并使用了当前我国口腔医学领域质量相对较高的临床实践指南为例进行解读，但其在严谨性、应用性等领域得分较低，其他领域得分也不算高。循证医学已经成为现代医学的新思潮，它的开展对临床医学的发展起到了不可估量的促进作用。国外许多学术团体已强调指南或建议应建立在证据上，并根据证据的可信程度对指南或建议分类，而我国口腔医学领域还没有循证制定的指南发布。因此，基于循证制定口腔临床实践指南是亟需的。

此外，国内有学者表示 AGREE Ⅱ 未必适用于国内指南质量的评价，要研发一个科学的、符合我国国情的临床指南评价工具，并初步研发并发表。然而，当前尚无能够替代 AGREE Ⅱ 工具的本土化实践指南质量评价工具。因此，国内未来指南的研发及其质量评价工具的制定，亦将是热点。

第二节　中国高血压指南的方法学质量评价

一、评价背景

高血压是最常见的慢性病，也是我国人群脑卒中及冠心病发病及死亡的主要危险因素，已成为我国疾病负担的主要原因。我国人群高血压患病率仍呈增长态势，每 5 个成人中就有 1 人患高血压；估计目前全国高血压患者至少 2 亿，但高血压知晓率、治疗率和控制率仍不高。高血压及其并发症严重消耗医疗和社会资源，给家庭和国家造成沉重负担。

近年来，随着高血压临床研究的开展与深入，各国政府机构、学术组织等相继制定、修订和更新高血压指南，旨在通过提供必要且适当的建议来指导高血压临床实践。近年来，中国的学术组织、团体或政府机构也相继制定了高血压指南，但制定指南过程中的方法学欠缺往往导致指南质量良莠不齐。因此，本文对中国高血压临床实践指南的方法学进行评价，为规范和制定我国高血压临床指南提供参考（全文发表于 *BMJ Open* 期刊2015 年第 5 卷第 7 期；http://www.ncbi.nlm.nih.gov/pubmed/

26179649)。

二、评价方法

1. 纳入与排除标准

纳入公开发表的高血压指南。指南内容涉及高血压的预防、筛查、诊断、药物治疗与非药物治疗、管理等领域。排除：①国外指南的翻译版；②指南更新版之前的版本；③基于权威指南内容制定的指南；④指南的解读、进展及述评。

2. 结局指标

指南一般情况：指南名称、制定/更新时间、页数、作者数、参考文献数、主题内容、制定地区、制定组织。

质量评价指标：指南范围与目的、制定指南的参与人员、制定的严谨性、明晰性与可读性、适用性及编辑的独立性。

3. 检索策略

计算机检索 CNKI、CBM 和 WanFang 数据库和中国临床指南文库（Clinical Guideline Clearinghouse，CGC），同时追查参考文献或应用已获取指南更新前的版本；利用 Google 等搜索引擎辅助检索。截止时间为 2014 年 3 月 31 日。

以"指南"、"共识"、"专家共识"、"共识声明"、"临床实践指南"、"规范"、"高血压"等为主要检索词。采用主题词和自由词相结合的检索方式。

4. 评价与分析方法

应用 AGREE 工具评价基于药物干预原发性高血压指南质量。评价前培训评价者并分析评价结果的一致性，一致性达到可接受的最低水平后开始评价。

AGREE 工具评价由 6 个领域 23 个条目组成，详见本章第一、二节。每个领域最终得分由每个评分人员通过以下计算方法得到：

完成 23 个条目的评价后，综合考虑上述评价标准，同时参考 AGREE Ⅰ（AGREE，appraisal of guidelines for research & evaluation：AGREE instrument training manual. the AGREE collaboration 2003），评价者评估指南的总体质量，并对是否推荐该指南做出判断。

对于指南的推荐分为 3 级：A 级（Y：推荐）：指南 6 个领域得分均≥60%，可不更改直接推荐。B 级（Y，but：不同程度修改完善后推荐）：得分≥30%的领域数≥3，但有得分<60%的领域。C 级（N：不推荐）：得分<30%的领域数≥3。

5. 评价员对评价结果的一致性

为增加评价结果的可靠性，两名评价员独立评价纳入的指南。评价员均受过文献严格评价的相关培训，熟悉使用 AGREE 工具、评价标准及评价注意事项。为保证评价结果的可靠性，随机抽取 2 篇纳入文献进行独立评分，采用克龙巴赫 α 系数（Cronbach's alpha coefficient）衡量两名评价员间评价结果的一致性，0.75 被认为是可以接受的最低水平。若评价一致性不满意，评价人员一起讨论分析产生差异的原因，并重新评价。结果用组内相关系数（interclass correlation coefficient，ICC）及其 95% 可信区间（95% confidence interval，95%CI）描述评价标准的符合程度或一致性。一致性超过最低水平 0.75 后方开始独立评价纳入研究质量。

三、评价结果

1. 文献检索结果及纳入指南的基本特征

检索到相关文献 7 845 篇，最终纳入指南 17 篇（文献筛选过程见图 5-2-1）。纳入指南的基本特征见表 5-2-1。最早的指南发表于 2001，最近的一篇发表于 2011 年。17 篇指南的参考文献数目最多达 218，5 篇无参考文献的指南中，有 4 篇发表于中国大陆地区。中文指南 13 篇，英文指南 4 篇（2 篇发表于香港，2篇发表于台湾）。4 篇指南接受了制药企业的赞助，仅有 1 篇声明了资金赞助方的观点不会影响指南的推荐内容；而其余 13 篇指南均未声明是否存在利益冲突。

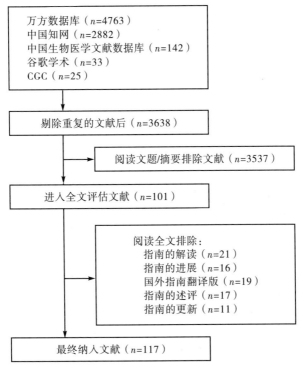

图 5-2-1　文献筛选流程

6 篇指南的主题内容为高血压的管理，其中 1 篇关注预防，1 篇关注急诊高血压。其余 4 篇指南的主题内容为高血压的药物治疗，分别为中医药治疗、民族药诊疗、老年高血压治疗和家庭自我治疗。

纳入的高血压指南绝大多数未描述证据分级和推荐强度。中国大陆地区发表的2篇指南基于研究设计对证据水平进行了分级（Ⅰ、Ⅱa/Ⅱb和Ⅲ），但并没有将证据分级和推荐强度（A、B、C）关联起来。仅有香港的1篇指南对证据水平进行分级，并运用Scottish Intercollegiate Guidelines Network（SIGN）分级标准明确地将证据水平和推荐强度结合起来。

表 5-2-1　纳入指南的基本特征

指南名称	发布时间	页数	作者数	参考文献数	主题内容	地区	发布机构
利尿剂治疗高血压的中国专家共识	2011	9	46	65	药物干预	中国大陆	中华医学会心血管病学分会高血压学组
中国高血压防治指南2010	2011	38	43	218	综合管理	中国大陆	中国高血压防治指南修订委员会
苯磺酸左旋氨氯地平临床应用专家共识	2010	3	4	19	药物干预	中国大陆	中国医师协会心血管内科医师分会，中国老年学学会心脑血管病专业委员会

指南名称	发布时间	页数	作者数	参考文献数	主题内容	地区	发布机构
中国急诊高血压诊疗专家共识	2010	12	NA	35	急诊高血压	中国大陆	中国医师协会急诊医师分会
香港成人基准高血压的护理框架	2010	40	82	0	综合管理	中国香港	基层医疗概念模式及预防工作常规负责小组，基层医疗工作小组，食物及卫生局
2010年台湾心脏病学会高血压管理指南	2010	34	12	208	综合管理	中国台湾	台湾心脏病学会高血压专业委员会
台湾脑中风学会高血压治疗指南	2010	8	15	NA	综合管理	中国台湾	台湾脑中风学会
β肾上腺素能受体阻滞剂在心血管疾病应用专家共识	2009	23	18	70	药物干预	中国大陆	中华医学会心血管病学分会，中华心血管病杂志编辑委员会

续 表

指南名称	发布时间	页数	作者数	参考文献数	主题内容	地区	发布机构
β肾上腺素能受体阻滞剂用于高血压治疗的中国专家共识	2008	4	23	70	药物干预	中国大陆	中国医师协会，中国医师协会循证医学专业委员会
高血压病维吾尔医诊疗指南	2008	1	5	0	民族医药	中国大陆	新疆维吾尔自治区维吾尔医院
高血压病中医诊疗方案（初稿）	2008	3	1	33	中医药	中国大陆	中华中医药学会心病分会
中国老年高血压治疗专家共识	2008	9	77	52	老年人群	中国大陆	中国老年高血压治疗共识专家委员会
长效二氢吡啶类钙通道阻滞剂在慢性肾脏病高血压中应用的专家共识	2008	1	NA	0	药物干预	中国大陆	中华医学会肾脏病学分会

指南名称	发布时间	页数	作者数	参考文献数	主题内容	地区	发布机构
新型固定剂量降压制剂ARB/HCTZ临床应用专家共识	2007	3	18	0	药物干预	中国大陆	"新型固定剂量降压制剂ARB/HCTZ"专家组
血管紧张素转换酶抑制剂在心血管病中应用中国专家共识	2007	10	42	65	药物干预	中国大陆	中华医学会心血管病学分会，中华心血管病杂志编辑委员会
高血压临床实践指南	2004	20	13	20	综合管理	中国香港	香港医学会
高血压患者家庭自疗服药指南	2001	2	1	0	家庭医药	中国大陆	NA

注：NA：无法取得信息。

2. AGREE Ⅱ 评分结果

17 篇指南在 AGREE Ⅱ 评价工具 6 个领域的得分情况请见表 5-2-2。"范围和目的"及"清晰性与可读性"两个领域的平均得分均为 41%，得分范围分别为 6%~78% 和 6%~67%。这两个领域是得分较高的领域，17 篇指南中有 4 篇在这两个领域的得分超过 60%。

得分相对较低的领域是"指南制定参与人员"，平均得分为

28%（3%~67%），仅有 1 篇指南在该领域的得分超过 60%。"适用性"领域的得分也相对较低，仅有 1 篇指南该领域的得分超过 60%，平均得分仅为 20%（0~69%），值得注意的是有 1 篇指南在该领域的得分为 0。

得分最低的两个领域为"制定的严谨性"和"编辑的独立性"，其平均得分分别为 18%（1%~36%）和 16%（0~46%）。有 5 篇指南在"编辑的独立性"领域的得分为 0。

综合评价通过对指南各个领域的得分情况对该指南能否在临床使用做出推荐。17 篇指南中，有 8 篇指南可通过不同程度的修改完善后推荐使用。

表 5-2-2 指南在各领域的平均得分情况

指南序号	平均得分（%）						综合评价
	范围与目的	指南制定参与人员	制定的严谨性	清晰性与可读性	适用性	编辑的独立性	
1	14	25	20	44	6	13	N
2	50	56	25	64	69	46	Y，but
3	19	22	15	42	10	17	N
4	67	22	19	45	21	13	Y，but
5	61	67	35	42	42	13	Y，but
6	28	39	36	36	17	17	N
7	58	36	28	67	17	33	Y，but
8	50	14	34	64	25	29	Y，but
9	39	36	11	61	17	13	N
10	6	3	1	6	0	0	N
11	11	11	7	8	4	0	N
12	44	28	11	28	38	21	N
13	33	8	7	22	15	0	N

续　表

指南序号	平均得分（%）						综合评价
	范围与目的	指南制定参与人员	制定的严谨性	清晰性与可读性	适用性	编辑的独立性	
14	64	19	5	42	17	0	N
15	78	36	30	56	17	17	Y，but
16	58	47	27	56	27	33	Y，but
17	11	3	2	17	4	0	N
Total	41±23	28±18	18±12	41±19	20±17	16±14	Y,but(8) N（9）

注：Y，but：不同程度修改完善后推荐；N：不推荐。

四、解释与讨论

中国高血压指南在页数、作者人数及参考文献数量方面存在较大的差异性。少数指南全文仅有 1 个页面，甚至没有参考文献和作者署名，且绝大多数指南没有声明是否存在利益冲突。指南中未声明利益冲突，可能提示该指南没有利益冲突，但是如果指南中没有明确陈述"该指南没有利益冲突"，因此，尚不清楚是否存在潜在的利益冲突。少数指南描述了证据分级，但证据分级未能与推荐强度相关联。我国高血压领域的指南制定方法仍然以专家共识为主，循证指南比例较低，还未成为高血压指南的制定趋势。

"编辑的独立性"主要评价指南制定的独立性。在制定过程中是否受到资助机构观点的影响，是否记录和陈述了指南制定小组成员潜在的利益冲突。该领域是我国高血压指南得分最低的领域，提示我国在今后制定高血压指南的过程中应该明确地阐述制定过程中存在的利益冲突，使指南制定过程透明化。

"制定的严谨性"指指南制定过程中是否全面、系统地检索证据，明确描述证据选择标准，详细描述证据强度及局限性，详细描述推荐建议形成的方法，形成推荐建议时已全面考虑推荐建议所带来的健康获益、不良反应及应用风险，推荐建议与相关证据间有无明确联系，指南发布前是否经过专家外部评议，是否提供指南的更新步骤。纳入的指南中 7 篇是"专家共识"，在该领域的平均得分为 12%（5% ~ 20%），低于平均得分（18%）。提示"制定的严谨性"的得分高低可作为区分"指南"与"专家共识"的参考依据。

"适用性"旨在评价指南在制定过程中是否考虑到促进和阻碍指南应用的因素，提供了将指南用于实践的建议或工具，考虑了应用推荐建议时需要的潜在资源，提供了评价指南应用情况的标准。据文献报道，"适用性"领域的得分在美国、加拿大、英国等国际组织制定的指南中均为最低。有研究提示，在高血压指南中，该领域得分高于"制定的严谨性"，推测可能是因为"适用性"得分高低与指南的制定者（专业委员会或非赢利医疗保健系统）之间存在一定的相关性。

"指南制定参与人员"领域主要评价指南制定小组是否包括相关各领域专业人员，考虑到目标人群的观点及个人选择，明确界定指南的目标用户或使用者。应当重视患者的意愿和价值观，最好有患者代表参与指南的制定，特别是高血压指南，在高血压管理中患者的生活质量评估不应被忽视。

本研究的局限性：AGREE Ⅱ 工具只提供指南制定过程中的方法学质量评估，且评估基于制定者所报道的内容，可能并不能反映指南制定的真实过程。未提供评价指南临床内容或支撑证据的特殊标准，也不涉及推荐意见合理性的判断。

结论与建议：中国高血压指南的方法学质量普遍较低，且指南之间差异较大。建议在明确指南主题内容的前提下，建立多学科团队尤其是吸纳方法学专家参与，循证制定高血压领域的临床实践指南，使制定过程透明化。

第三节 国内呼吸系统疾病临床 实践指南的质量评价

一、评价背景

在国内呼吸系统疾病是致病和死亡的主要原因之一。尽管医疗保健服务在不断地进步，呼吸系统疾病仍引起沉重的社会经济负担，依旧是我国一个重大的公共卫生问题。在发展中的中国，有限的医疗资源和增长的医疗需求之间的矛盾，加上不同地区存在临床实践差异，对有效的治疗提出严峻的挑战。为了使高质量的医疗标准化，应开发临床实践指南来减少无必要、甚至是有害的医疗干预。

临床实践指南是在基于现有最佳证据回顾、干预措施利弊平衡分析的综合考虑基础上，提供整合研究和临床实践的最佳卫生保健推荐。然而，临床实践指南主要依赖于其质量和制定的严谨性。因此非常有必要通过严谨的方法对指南的质量进行评价。最近国内呼吸系统疾病指南的发表和传播快速增长，但是它们的质量并没有被系统地评价过。因此，本研究对国内呼吸系统疾病指南进行方法学评价，为今后指南的更新和开发提供参考（本研究全文发表于 *CHEST* 杂志 2015 年第 48 卷第 3 期：http://www.ncbi.nlm.nih.gov/pubmed/25950752）。

二、评价方法

1. 指南检索

检索万方、CNKI、维普和 CBM 四大中文期刊数据库中截至

2013 年 12 月发表的呼吸系统疾病的临床实践指南。检索题目包含有"指南"、"共识"、"规范"、"专家意见"或"建议"。两人独立评价所有检索结果，提取相关数据。如果意见不一致，则通过双方讨论或者第三者决定。

2. 纳入和排除标准

纳入所有国内开发的呼吸系统疾病临床实践指南。排除国外指南的翻译版、改编版指南、系统综述、评论、临床路径、短摘要和其他评价指南的文献。如果指南进行过更新，则所有版本都进行质量评价。一个指南若分成不同部分发表，则合并成一个指南进行质量评价。

3. 质量评价

采用被广泛运用于指南质量评价工具 AGREE Ⅱ 对纳入指南进行质量评价。AGREE Ⅱ 工具详见本章第一节。

指南总体评估要综合考虑所有维度。对制定的严谨性和应用性两个维度进行双倍加权处理。如果一篇指南最后总分超过 60%，则被评为"推荐使用"；如果介于 30% 和 60% 之间，则被评为"修改后推荐使用"；如果低于 30%，则被评为"不推荐使用"。

评分前先对四位呼吸专业的临床医生进行用 AGREE Ⅱ 工具评价指南的相关培训，然后让他们独立地对每篇指南进行质量评价。

4. 统计分析

数据库包括两部分：一般数据特征和 AGREE Ⅱ 分数。对于每篇指南，一般数据特征包括题目、发表年限、组织、基金、版本、目标人群、疾病、参考文献条目、更新间隔、指南开发小组人数。

对每个维度标准分进行统计描述，包括用中位数、范围、均数、标准差和百分比。组内相关系数用于评价四名评价员评价的一致性。按照发表年限、版本、指南类型、疾病、开发者、指南制定方法等，采用独立样本 t 检验/单因素方差分析，或者 Mann-Whitney / Kruskal-Wallis 检验进行亚组分析。所有假设检验都是双侧，$P<0.05$ 被认为有统计学差异。数据分析采用软件 SPSS 16.0。

三、评价结果

1. 文献检索

图 5-3-1 给出整个文献筛选过程。共检索了 1568 篇文献，经过筛选最终纳入 109 篇文献进行质量评价。

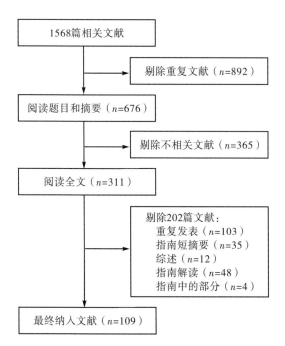

图 5-3-1 文献筛选流程

2. 纳入指南的一般特征

共检索到 1979 年到 2013 年发表在 27 本医学杂志上的 109 篇指南。最早的指南发表于 1979 年。至从 1997 年之后，指南的发布逐年增加。表 5-3-1 列出纳入指南的一般特征。只有 16（14.7）篇指南采用循证方法制定，4（3.7%）篇指南描述了检索证据的方法，14（12.8%）篇指南评价了证据质量，13（11.9%）篇指南描述了推荐强度。只有 1（0.9%）篇指南运用了 GRADE 方法制定。其中有 68（62.4%）篇指南报告了参与人员，但只有 3 篇指南报告了有方法学家参与。其中 2 篇指南报告了利益冲突。

表 5-3-1　纳入指南的基本特征（n=109）

类别	n（%）
版本	
第 1 版	93（85.3）
更新版	16（14.7）
发表年限	
2009 年之前	58（53.2）
2009 年之后	51（46.8）
指南类型	
诊断和预防	12（11.0）
治疗	16（14.7）
诊疗	81（74.3）
是否采用循证方法制定	
是	16（14.7）
否	93（85.3）
目标人群	

续　表

类别	n（%）
儿童	25（22.9）
成人	84（77.1）
开发者	
医学协会	78（71.6）
其他	31（28.4）
指南制定机构	
1 个	84（77.1）
1 个以上	25（22.9）
疾病类型*	
肺炎	12（11.0）
哮喘	11（10.1）
COPD	9（8.3）
指南类别	
中医	20（18.3）
西医	89（81.7）
参考文献	
未报道	47（43.1）
报道	62（56.9）
参考文献的条目#	26（2~341）
指南工作组人数 #	15（2~187）
更新年限（年）#	6（2~12）

注：*只给出最多3种的疾病。#数据表达为中位数（范围）。

3. 质量评价结果

四位评价员的评价一致性很好（组内相关系数为 0.838；

95% *CI*：0.812 ~ 0.862）。对所有分数加权之后，只有 3（2.8%）篇指南被评为"修改后推荐使用"，大部分指南（97.2%）是"不推荐使用"（表 5-3-2）。

表 5-3-2 纳入指南的总体评价结果

总体评价	*n*（%）	总体分数
推荐使用	0（0）	—
修改后推荐使用	3（2.8）	37.1±8.0
不推荐使用	106（97.2）	17.1±5.5

表 5-3-3 给出所有指南的 AGREE Ⅱ 标准分。范围和目的（平均数：57.3%，范围：4.2%~80.6%）和表达明晰性（平均数：55.2%。范围：5.6% ~ 83.3%）两个维度分数相对高些，分别有 57（52.3%）和 38（34.9%）篇指南分数高于 60%。参与人员的平均分为 17.6%（范围：0.0~52.8%），有 11 篇指南分数高于 30%。只有 3 篇指南报道有方法学专家参与，却没有一篇指南报道有患者代表参与。制定严谨性的平均分为 10.2%（范围：2.6%~70.3%），只有 3 篇指南分数高于 30%。其中一篇清楚描述选择证据的标准和形成推荐的方法（分数>60%），但没有一篇指南描述指南更新步骤。应用性的平均分为 9.3%（范围：0.0~37.5%）。关于指南潜在障碍、花费和应用的工具，所有指南都很少报道。编辑独立性的平均分为 1.1%（范围：0.0~50%），有 104（95.4%）篇指南这个维度得了 0 分。只有 4 篇指南报道了相关基金支持，但是并没有报道对指南制定的影响。其中有 2 篇指南报道了潜在的利益冲突。

表 5-3-3　纳入指南的 AGREE Ⅱ 分数

领域	分数	范围	分数<30%	30% ≤ 分数 ≤60%	分数>60%
范围和目的	57.3±16.1	4.2~80.6	9（8.3）	43（39.4）	57（52.3）
参与人员	17.6±10.4	0.0~52.8	98（89.9）	11（10.1）	—
制定的严谨性	10.2±8.7	2.6~70.3	106（97.2）	2（1.8）	1（0.9）
表达的明晰性	55.2±13.1	5.6~83.3	6（5.5）	65（59.6）	38（34.9）
应用性	9.3±7.0	0.0~37.5	106（97.2）	3（2.8）	—
编辑独立性	1.1±5.7	0.0~50.0	108（99.1）	1（0.9）	—

4. 亚组分析

表 5-3-4 给出亚组分析结果。医学会开发的指南的表达明晰性这个维度分数高于其他组织（$P<0.05$）。利用循证方法制定的指南，所有维度的 AGREE 分数高于非循证方法制定的指南（$P<0.05$）。随着时间发展，指南的 AGREE 分数有所提高，特别是在参与人员这个维度（$P<0.01$）。中医方面的指南在范围和目的、参与人员、表达明晰性和应用性四个维度的分数均低于西医的指南（P 均<0.05）。无论是不同类型的疾病（例如肺炎、哮喘或 COPD），还是不同目标人群（成人或儿童）指南质量均无统计学差异。

表5-3-4 不同领域 AGREE II 分数亚组分析结果（μ±σ）

	亚组	范围和目的	参与人员	制定的严重性	表达明晰性	应用性	编辑独立性
版本	第1版	55.69±16.67	16.35±9.44	9.53±6.61	53.52±13.10	8.17±6.42	0.90±5.69
	更新版	66.84±6.63*	24.83±12.84*	14.31±15.88	64.58±8.10*	15.62±7.19*	2.08±5.69
开发者	医学协会	57.82±16.60	18.14±10.87	10.88±9.47	57.21±12.37	9.82±7.47	1.07±6.21
	其他	56.82±14.87	16.22±9.07	8.48±5.94	49.96±13.53*	7.86±5.61	1.08±4.16
指南类型	诊断和预防	49.54±20.43	17.01±8.12	6.51±2.26	43.29±16.70	6.94±5.15	0.0±0.0
	治疗	64.15±6.68	21.88±6.24	11.59±5.76	60.42±10.58	10.22±4.22	3.13±12.50
	诊疗	57.13±16.28*	16.84±11.18	10.47±9.58	55.86±12.00*	9.41±7.65	0.82±3.63
循证研发	是	67.27±6.76	25.09±12.22	25.85±14.38	70.14±7.51	12.37±4.58	5.21±13.22
	否	55.62±16.61*	16.31±9.53*	7.51±2.09*	52.57±12.06*	8.73±7.24*	0.36±2.43*

续 表

	亚组	范围和目的	参与人员	制定的严谨性	表达明晰性	应用性	编辑独立性
目标人群	儿童	54.94±20.02	18.94±9.66	12.12±10.51	55.33±13.57	8.87±9.24	0.67±3.33
	成人	58.04±14.78	17.20±10.62	9.63±8.01	55.09±13.00	9.37±6.28	1.19±6.22
发表年限	2009年之前	55.70±16.60	14.97±8.19	9.66±6.72	55.27±12.73	9.88±7.17	0.29±2.19
	2009年之后	59.18±15.42	20.59±11.81*	10.81±10.47	55.01±13.57	8.56±6.84	1.96±7.92
疾病类型	肺炎	60.65±17.37	22.80±15.35	17.66±20.25	65.63±9.39	10.24±6.36	1.39±4.81
	哮喘	43.81±27.62	13.76±13.99	6.77±1.66	54.80±14.47	12.22±14.40	0.0±0.0
	COPD	56.02±12.34	13.89±10.04	8.10±3.26	54.01±11.73	10.53±4.31	0.0±0.0
指南类别	中医	32.11±22.02	12.75±12.69	9.41±8.87	43.63±12.19	1.10±2.98	0.0±0.0
	西医	62.03±9.04*	20.59±11.81*	10.37±8.71	57.39±12.15*	10.87±6.45*	1.28±6.20

注: * $P<0.05$。

四、解释与讨论

本研究结果高于陈耀龙等所报道的结果 [Chen YL, Yao L, Xiao XJ, et al. Quality assessment of clinical guidelines in China: 1993 ~ 2010. Chin Med J (Engl) 2012, 125 (20): 3660 – 3664.]，但是远远低于世界指南平均水平，特别是在参与人员、制定的严谨性、应用性和编辑独立性四个维度（图 5-3-2）。

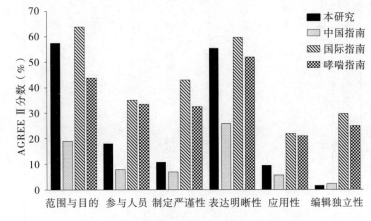

图 5-3-2　不同性质指南的方法学质量比较

参与人员这个维度反映了一个指南代表用户的程度。指南开发要求多学科人员参与，包括临床医生、方法学专家、政策制定者和患者代表。然而本研究只有 3 篇指南报道了方法学专家参与，却无一篇指南报道考虑了患者价值观。

制定严谨性这个维度被认为是评价指南制定过程最重要的一个维度，直接影响对临床实践的推荐。这个维度的分数非常低，可能由于缺乏方法学专家参与，也或者不熟悉指南制定的标准而报道不全。专家意见或非循证方法制定的指南可能会引入偏倚，不能正确反映当前实践。因此，在制定指南时需要更多努力提高寻找和利用当前最佳证据的能力。另外，也可能是因为没有查到指南的补充材料或背景材料，有些指南开发者可能运用合适制定方法但没有在杂志里报道。由于新的证据可能会对推荐产生实质影响，因此指南需要定期更新，一般推荐 3 年进行更新。然而，只有 16（14.7%）指南进行了更新，平均更新年限为 6 年，而且没有一篇指南报道更新的步骤。

目标人群为儿童的指南在参与人员和制定的严谨性两个维度的分数稍微高于目标人群为成人的指南，尽管差异没有达到统计学意义（表 5-3-4）。这可能是因为目标人群为儿童的指南（20.0%）与目标人群为成人的指南（13.1%）比更多采用循证方法制定。

应用性这个维度分数也很低，跟陈耀龙等的报道类似。很多指南开发都没有考虑到执行过程中出现的潜在障碍，由此证明了指南在发表之前应进行预实验从而保证指南的可行性。

利益冲突是指南制定过程中最常见的偏倚。所有指南开发者应清楚地公开利益冲突，从而提高透明性。本研究的编辑独立性是最低分，明显低于 Alonso-Coello 等［Alonso-Coello P, Irfan A, Solà I, et al. The quality of clinical practice guidelines over the last two decades：a systematic review of guideline appraisal studies. Qual Saf Health Care，2010，19（6）：e58.］和 Acuña-Izcaray 等［Acuña-Izcaray A, Sánchez-Angarita E, Plaza V, et al. Quality assessment of asthma clinical practice guidelines：a systematic appraisal. Chest，2013，144（2）：390-7.］报道的结果。这些结果表明赞助方与指南开发者可能存在利益冲突，或者利益冲突报道缺失。

至于最后如何决定最佳指南，AGREE 工具并没有给出不同维度分数如何加权。AGREE 并没有设置一个最低分或一个固定模式来区分指南质量的高低，而是交给用户来决定。不少研究通过对不同维度进行加权处理，使得评价结果更合理和更科学。因此，我们对制定严谨性和应用性两个维度赋予双倍权重。

不出预料，更新版的指南分数比原版的高，采用循证方法制定的指南分数高于非循证方法制定的指南。该结果进一步强调了：如果有新的证据需要及时更新指南及开发指南需要采用严谨的方法。中国指南的质量逐年提高也是其中一个表现。

我们并没有调查过国内外制定的呼吸系统疾病指南的应用情况。之前国内很多指南（例如 1990 年代发布的哮喘指南）一般是直接参考国外指南，没有做任何修订。然而，我们注意到政府机构和医学协会逐渐认识到指南在医疗实践中的重要性。至从 1997 年指南发布的数量不断增加，而且质量也不断提高（表 5-3-4）。此外，最近开发的呼吸系统疾病指南也逐渐形成适应中国国情的推荐。例如 2008 年哮喘指南推荐对于中国人茶碱治疗哮喘最佳剂量是 6 ~ 10 mg/kg，而国外是 10 ~ 15 mg/kg。2006 年社区获得性肺炎指南并不推荐大环内酯类作为治疗链球菌的一线药物。也许这些努力会帮助中国在今后高质量指南发布和传播中融入更多的中国证据。

本研究存在以下一些优势。首先，我们用最新版本的 AGREE Ⅱ 来评价指南质量。其次，我们研究团队包括临床医生和指南方法学家。第三，我们进行全面的文献检索，4 个评价员的评价结果一致性很好。第四，我们对不同维度进行加权。然而，本研究具有以下局限性。首先，我们只是评价了发表在医学杂志的指南，忽视了以其他形式（例如书、小册子或者政府文档等）发布的指南，或许会对我们的评价带来一些偏倚。其次，没有全面检索和阅读指南的补充材料和背景信息，因此可能会在某种程度低估有些指南的质量。第三，本研究属于观察性研究，因此无法推断指南质量和结局的因果关系。最后，AGREE Ⅱ只能用于评价指南形成过程和报告，却无法评价推荐内容的有效性，这也是现有评价工具共同的一个缺陷。这可能会导致指南方法质量和推荐有效性互相矛盾。

总体来讲，国内呼吸系统疾病指南的整体质量很低，今后指南开发者应多考虑参与人员、制定的严谨性、应用性和编辑独立性，并努力运用有效的方法去开发高质量的循证指南。

第四节　国内循证针灸临床实践指南的方法学质量评价

一、评价背景

目前针灸疗法已成为我国医疗体系中十分重要的一种治疗手段，在众多疾病的治疗中发挥了重要作用。为了更好地指导针灸临床实践，由国家中医药管理局负责立项，由中国针灸学会具体组织制定，于 2011 年 1 月出版了我国首批共计五部针灸临床实践指南，该批指南共涉及五种疾病：偏头痛、带状疱疹、中风后假性球麻痹、抑郁症和贝尔面瘫。本研究团队通过国际指南质量评价工具 AGREE Ⅱ 对该批五部指南进行了质量评价，旨在分析当前针灸领域循证实践指南的方法学研究现状，为针灸领域循证指南方法学的研究提供参照（本研发发表于《中国循证医学杂志》2014 年第 14 卷第 6 期；http://www.cjebm.org.cn/）。

二、评价方法

1. 指南的纳入标准

由中国中医药出版社 2011 年出版的《中医循证临床实践指南——针灸篇》纳入的五部针灸临床实践指南。

2. 指南的评价工具

本研究采用 AGREE Ⅱ 对纳入的指南进行质量评价，详见本章第一节。

3. 指南资料的提取与评分

根据 AGREE Ⅱ 各领域的评价内容，我们由 4 名评价员使用 AGREE Ⅱ 分别独立对六个领域进行评分。4 名评价员之间的信度通过组间相关系数（Intra-class correlation coefficients，ICC）来分析结果的一致性。

三、评价结果

1. 针灸临床实践指南的基本情况

本批次出版的五部针灸临床实践指南涉及带状疱疹、贝尔面瘫、抑郁症、中风后假性球麻痹、偏头痛五种疾病。纳入的五部指南虽交代了检索范围，但是没有一部（0）叙述系统的检索策略，没有一部（0）使用 GRADE 系统进行证据分级和推荐，没有一部指南（0）考虑患者的意愿、价值观及资源的消耗。五部指南（100%）均叙述了具体的证据分级和推荐强度并在指南小组中包含了方法学家。五部指南（100%）均提及了指南的更新，但没有叙述更新的频率与方法。

2. AGREE Ⅱ 评分结果

本研究小组 4 名评价员之间关于 AGREE Ⅱ 的评价结果组间相关系数 0.963（95%CI，0.948~0.974），具有较好的一致性。AGREE Ⅱ 6 个领域的分别平均得分见表 5-4-1。

表 5-4-1 国内针灸临床实践指南 AGREE Ⅱ评价结果（%）

领域一	领域二	领域三	领域四	领域五	领域六
55	27	4	54	4	1

领域一主要是对指南的目的、涉及的人群和卫生问题的一个总评价。针对领域一的条目，五部指南平均得分 55%（最低 53，%，最高分 57%）。其中两部指南超过了平均得分。

领域二是对指南制定人员进行的一个综合性评价，要求需要有方法学家的参与及患者代表的参与。五部指南平均得分 27%（最低 25，最高 31%），纳入的 5 篇指南均未提及有患者代表参与指南的制定。

领域三是对指南制定的方法学进行的综合性评价，要求指南制定必须要有明确的证据检索策略，有详细的证据质量等级评价的过程，有基础证据形成的推荐意见的方法学过程，同时还必须明确指南必须要经过外审，以及需要定期进行更新。该领域中，纳入的五部指南平均得分 4%（最低 3%，最高 7%），所有指南均提及了指南会定期更新，但所有指南均未提及指南更新的方法和具体更新时限，纳入的所有指南虽均报道了检索的范围，但均未指明具体证据的检索策略，纳入的五部指南均未在正文中报道具体的推荐意见形成的方法。没有一部指南运用了最新的指南方法学体系 GRADE 系统（详见本书第二章第二节）。所有纳入指南均未提及指南有专家外审的过程。

纳入指南在领域四平均得分 54%（最低 61%，最高 51%）。所有纳入指南均描述了针灸的具体方法和疗程，也均给出了明确的推荐意见，但所有纳入指南均没有明确推荐的干预措施的利弊分析。

五部指南在领域五平均得分 4%（最低 2%，最高 7%），没有指南叙述在应用中的优势和劣势，也没有指南提及指南涉及的干预措施的经济学分析，所有指南均提出了疾病的疗效评价的标准，但均没有报道指南在临床运用时，具体的干预措施获益的临床评价标准。

五部指南在领域六平均得分1%（最低0，最高2%），均没有在指南正文中交代利益冲突情况和具体受资助情况。

四、解释与讨论

1. 针灸领域专科实践指南数量较少，无法对临床实践形成有效指导

2011年，美国医学研究所对循证临床实践指南提出了明确的定义：循证实践指南是对卫生保健做出的决策，这个决策是在基于患者意愿价值观、现有的科学证据及干预措施利弊平衡分析综合基础之上形成的系统评价。而制定中医临床实践指南的主要目的在于规范中医临床诊疗技术，用中医方法维护患者人群的健康利益，但是只有高质量的临床实践指南才能有效发挥其临床指导作用，反之则可能对中医临床实践起误导作用。目前，循证实践指南已经在中医药领域有所发展，但是，传统针灸学临床中仍然坚持以个人经验为主。依靠高年资医生和权威医生的教导及古籍中的记载为诊断治疗依据，仍未脱离经验医学的范畴，正因为这个矛盾，当前结合中国实际情况制定的本土的针灸临床实践指南数量很少，我们通过CNKI、CBM、万方等主流中文数据库检索，并未发现有正式的针灸临床实践指南发表，仅仅手工检索到由中管局出版的五部针灸实践指南，数量少，很难形成对临床实践有效的指导。

2. 针灸临床实践指南方法学质量较低，需要借鉴国际优秀的方法学体系，加强适合针灸临床特点的指南方法学研究

我们的研究发现，目前现有的针灸临床实践指南方法学质

量与 2011 年国内发表的其他各类医学指南相比，在领域一、领域二及领域四方面，方法学质量高于其他国内指南，在其他 3 个领域，质量比较差异不大。这可能是由于纳入的五部针灸临床实践指南，是由国家中医药管理统一牵头，在指南编写之前，项目组分别组建了专家指导小组、指南审定委员会、项目办公室和指南编写小组。其中专家指导小组由来自全国的权威专家组成，主要负责提供指南编写体例和推荐证据评价标准、推荐建议形成标准；指南审定委员会主要由既具有中医药学背景又具有标准化知识的人员，主要负责指南草稿的审定；项目办公室主要负责指南编写的统一协调和管理。指南编写小组分别由中医专业、中西医结合专业、临床流行病学专业、编辑等多学科人员组成，其主要承担指南草稿的编写，一定程度上保证了方法学质量。但与国际上发表的循证实践指南比较，方法学质量还存在一定差距（表 5-4-2，图 5-4-1），需要加强对方法学进一步的学习和研究。指南的制定需要科学性和规范化，遵循循证医学的方法制定，可以提高指南的质量。目前，国际上主流的指南制定方法均采用了 GRADE 体系（详见本书第二章第二节）。GRADE 体系从根本上说，十分符合针灸临床实践的特点，是制定针灸临床实践指南可以借鉴的方法学之一。关于 GRADE 体系和针灸临床实践指南制定相结合，本课题组将会另行撰文论述。

表 5-4-2　针灸临床实践指南与国内其他医学指南及国际医学指南质量评价对比表（%）

项目	领域一	领域二	领域三	领域四	领域五	领域六
针灸临床实践指南	55	27	4	54	4	1

续 表

项目	领域一	领域二	领域三	领域四	领域五	领域六
2011 年国内其他各类医学指南	18	11	8	34	5	14
国际医学指南	64	35	43	60	22	30

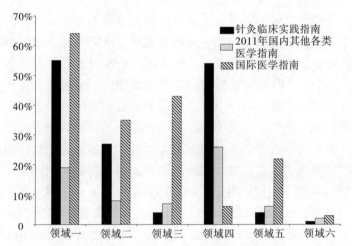

图 5-4-1　针灸临床实践指南与国内其他医学指南及国际医学指南质量评价对比

3. 小结与展望

总之，目前虽然循证医学已经与传统针灸学有了初步的融合，但是对于针灸临床的指导尚不充足。循证医学理念对于临床的指导主要在于循证临床实践指南，循证制定指南也是当前的发展趋势。运用循证方法学制定中医药指南，在一定程度上，为传统医学走向世界指明了方向。然而循证制定中针灸指南目前也存在着诸多挑战，故针灸的循证指南需要合理借鉴国际指南制定方法，结合针灸临床实践的自身特色，加强针灸实践指南制定方法学研究，对于指导我国针灸临床实践有着重要意义。

第五节　国内口腔临床实践指南的质量评价

一、评价背景

1990 年，美国医学研究所（Institute of Medicine，IOM）首次将临床实践指南定义为：系统开发的多组临床指导意见，以协助临床工作者和患者针对特定的临床问题快速做出最恰当的处理决定。指南作为最常用的指导性文件，促进了卫生服务公平性，节省了政府卫生支出。近年来，美国、澳大利亚、新西兰、荷兰、英国、法国等国家在临床指南开发方面取得了举世瞩目的成就，国内指南的数量也在逐年增加。

随着生活水平的提高，口腔保健逐渐受到人们的重视，对口腔领域医疗卫生服务的要求也越来越高。相比其他领域，口腔医学领域尚缺乏对相关指南的循证评价。因此，本研究对国内口腔医学领域的临床实践指南进行循证评价，旨在分析我国口腔医学领域临床实践指南的现状，为规范和制定我国口腔临床指南提供参考（本研究全文发表于《中国循证医学杂志》2015 年第 15 卷第 3 期；http://www.cjebm.org.cn/）。

二、评价方法

1. 纳入与排除标准

纳入：公开发表的、符合指南定义的文献。必须为口腔医学领域临床实践指南，由国内学术团体或行政部门制定并颁发。

排除：① 直接翻译的国外指南；② 文件、讲座或专家笔谈；③ 知识手册。

2. 检索策略

计算机检索 CNKI、CBM、VIP 和 WanFang Data，全面检索我国口腔医学领域截至 2014 年 1 月所发表的相关指南，检索时间为 2014 年 1 月 30 日。采用主题词"指南"、"规范"、"共识"、"口腔"、"牙"、"齿"、"正畸"、"修复"、"种植"、"黏膜"进行检索。同时，手工检索《中华口腔医学杂志》、《中华口腔正畸学杂志》、《华西口腔医学杂志》、《实用口腔医学杂志》、《牙体牙髓牙周病学杂志》、《上海口腔医学》、《口腔医学研究》、《临床口腔医学杂志》、《中国口腔颌面外科杂志》、《牙体牙髓牙周病学杂志》、《现代口腔医学杂志》、《北京口腔医学》、《国际口腔医学杂志》、《口腔医学》和《中国实用口腔医学杂志》2013 年 1 月至 2014 年 1 月间已发表的文献。此外，根据疾病分类法检索中国临床指南文库（China Guideline Clearinghouse，CGC）（http://cgc.bjmu.edu.cn:820/）中"口颌疾病"的指南。

CNKI 限定领域为"医药卫生科技"，检索策略为：（TI＝'指南'OR TI＝'共识'OR TI＝'规范'）AND（TI＝'口腔'OR TI＝'牙'OR TI＝'齿'OR TI＝'正畸'OR TI＝'修复'OR TI＝'种植'OR TI＝'黏膜'）；

CBM 的检索策略为：（"指南"［标题］OR"共识"［标题］OR"规范"［标题］）AND（"口腔"［标题］OR"牙"［标题］OR"齿"［标题］OR"正畸"［标题］OR"修复"［标题］OR"种植"［标题］OR"黏膜"［标题］）；

VIP 的检索策略为：（M＝'指南'OR M＝'共识'OR M＝'规范'）AND（M＝'口腔'OR M＝'牙'OR M＝'齿'OR M＝'正畸'OR M＝'修复'OR M＝'种植'OR M＝'黏膜'）；

WanFang Data 的检索策略为：（Title＝指南 OR Title＝共识 OR Title＝规范）AND（Title＝口腔 OR Title＝牙 OR Title＝齿 OR Title＝正畸 OR Title＝修复 OR Title＝种植 OR Title＝黏膜）。

3. 文献筛选与资料提取

指南筛选由 2 名评价者独立完成并交叉核对，分为题目、摘要筛选和全文筛选两个阶段。提取指南名称、发表年份、发表机构、制定组织、制定方法、针对疾病和参考文献等内容。

4. 质量评价

在正式评分之前进行了 2 次预评分，并采用 Kappa 检验检测一致性，确保两名评论员对每个条目的理解基本一致。然后，由 2 名评价者运用 AGREE Ⅱ质量评价工具对纳入指南进行评价，按下述 4 步进行：① 对 6 个领域的 23 个条目进行评分；② 每个条目分数为 1~7 分，完全符合条目要求记 7 分，完全不符合记 1 分，介于两者之间的根据评分者的判断记 2~6 分；③ 一致性检验即计算 2 名评价员 Kappa 值；④ 根据 AGREE Ⅱ公式计算得分：领域分值＝（实际得分－最小可能得分）／（最大可能得分－最小可能得分）。

5. 分析方法

分析分为 5 个层面：① 对发表年份进行统计图表描述，比较各年份指南颁布的情况。② 对指南所针对的专业领域进行比较分析。③ 对 AGREE Ⅱ质量评价结果进行分析。④ 对指南制定纳入的参考文献亦进行比较分析。采用 Excel 2007 软件进行描述性分析并呈现 AGREE Ⅱ质量评价结果，采用 SPSS 19.0 软件进行一致性检验。

三、评价结果

1. 文献检索结果

检索到相关文献 274 篇，最终纳入指南 18 部，均由中华口腔医学会及其下属学术团体制定，分别发表在《中国口腔颌面外科杂志》和《中华口腔医学杂志》上（表 5-5-1）。排除相关文章 16 篇，其中 7 篇是直接翻译的国外指南，5 篇为诊疗标准（非明确定义的指南），1 篇为讲座，1 篇为重要文件，2 篇为知识手册。文献筛选过程见图 5-5-1。

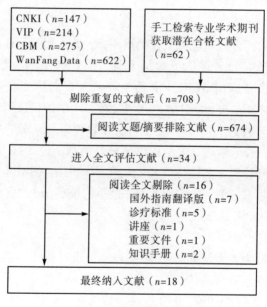

图 5-5-1　文献筛选流程

2. 纳入指南的基本特征

2.1　纳入参考文献数目

参考文献为指南的制定提供证据，其数量的多少能够间接地反映一部指南质量的高低。从表 5-5-1 可以看出，各指南纳入参考文献的数目多少不一，参考文献最多的为 45 篇，有 3 篇指南没有参考文献，参考文献少于 20 篇的占 66.7%。

表 5-5-1 国内口腔医学领域 18 部临床指南的相关信息

指南名称	研发机构	发表刊物	参考文献	Kappa 值
口腔颌面-头颈部静脉畸形诊治指南	中华口腔医学会口腔颌面外科专业委员会脉管性疾病学组	中国口腔颌面外科杂志，2011，9（6）：510-517.	31 条	0.841
口腔颌面部动静脉畸形诊治指南	中华口腔医学会口腔颌面外科专业委员会脉管性疾病学组	中国口腔颌面外科杂志，2011，9（3）：242-247.	35 条	0.892
口腔颌面部恶性肿瘤颈淋巴结转移的外科诊治指南	中华口腔医学会口腔颌面外科专业委员会肿瘤学组	中国口腔颌面外科杂志，2005，3（1）：3-9.	12 条	0.942
口腔颌面部恶性肿瘤治疗指南	中华口腔医学会口腔颌面外科专业委员会肿瘤学组	中国口腔颌面外科杂志，2010，8（2）：98-106.	44 条	0.893
口腔颌面部淋巴管畸形治疗指南	中华口腔医学会口腔颌面外科专业委员会脉管性疾病学组	中国口腔颌面外科杂志，2010，8（5）：386-390.	19 条	0.838

续 表

指南名称	研发机构	发表刊物	参考文献	Kappa 值
口腔颌面部血管瘤及脉管畸形的诊断和治疗指南（草案）	中华口腔医学会口腔颌面外科专业委员会脉管性疾病学组	中华口腔医学杂志，2005，40（3）：185-186.	0 条	0.838
口腔颌面部血管瘤治疗指南	中华口腔医学会口腔颌面外科专业委员会脉管性疾病学组	中国口腔颌面外科杂志，2011，9（1）：61-67.	45 条	0.945
口腔治疗中笑气-氧气吸入镇静技术应用操作指南（试行）	中华口腔医学会	中华口腔医学杂志，2010，45（11）：645-647.	0 条	0.952
平阳霉素治疗脉管性疾病规范	中华口腔医学会口腔颌面外科专业委员会脉管性疾病学组	中国口腔颌面外科杂志，2011，9（1）：68-69.	9 条	0.946
涎腺肿瘤的诊断和治疗指南	中华口腔医学会口腔颌面外科专业委员会涎腺疾病学组，中国抗癌协会头颈肿瘤外科专业委员会涎腺肿瘤协作组	中华口腔医学杂志，2010，45（3）：131-134.	17 条	0.630
血管化自体颌下腺移植治疗重症角结膜干燥症指南	血管化自体颌下腺移植治疗重症角结膜干燥症研究项目组	中华口腔医学杂志，2010，45（7）：391-393.	7 条	0.678

续　表

指南名称	研发机构	发表刊物	参考文献	Kappa 值
牙本质敏感的诊断和防治指南	中华口腔医学会牙本质敏感专家组	中华口腔医学杂志，2009，44（3）：132-134.	7 条	0.579
牙颌面畸形诊断与治疗指南	中华口腔医学会口腔颌面外科专业委员会正颌外科学组	中国口腔颌面外科杂志，2011，9（5）：415-419.	12 条	0.524
牙源性肿瘤诊疗指南	中华口腔医学会口腔颌面外科专业委员会肿瘤外科学组	中国口腔颌面外科杂志，2011，9（4）：337-342.	25 条	0.681
义齿护理指南	中华口腔医学会《义齿护理指南》专家组	中华口腔医学杂志，2011，46（1）：4-6.	21 条	0.491
非侵入性牙齿美白治疗指南（讨论稿）	中华口腔医学会"非侵入性牙齿美白治疗指南"编写组	中华口腔医学杂志，2012，47（6）：321-323.	0 条	0.891
复发性阿弗他溃疡诊疗指南（试行）	中华口腔医学会口腔黏膜病专业委员会，中华口腔医学会中西医结合专业委员会	中华口腔医学杂志，2012，47（7）：402-404.	6 条	0.762

续　表

指南名称	研发机构	发表刊物	参考文献	Kappa 值
口腔扁平苔藓诊疗指南（试行）	中华口腔医学会口腔黏膜病专业委员会，中华口腔医学会中西医结合专业委员会	中华口腔医学杂志，2012，47（7）：399-401.	11 条	0.724

2.2　发表年限

最早的 2 部指南发表于 2005 年，第 3 部发表于 2009 年，2010 年 5 部，2011 年 7 部，2012 年 3 部（图 5-5-2）。

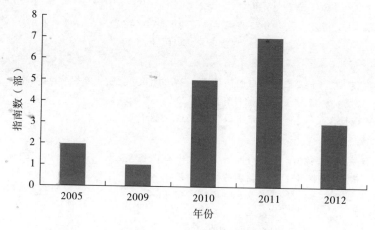

图 5-5-2　中国口腔医学领域临床指南发表情况

2.3　制定方法

临床指南根据制定的方法主要分为基于专家共识和基于循

证医学证据两类。当前这些指南全部是基于专家共识制定的，无循证指南。即专家个人的主观意见所占比重较大，无足够的证据作为支撑。

2.4　针对疾病

口腔疾病主要包括牙体牙髓病、牙周病、口腔黏膜病、畸形、口腔颌面外科疾病等。已发表的指南疾病的覆盖面比较窄，主要针对部分口腔颌面外科疾病（图 5-5-3）。

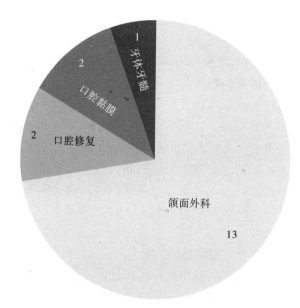

图 5-5-3　口腔临床指南针对的疾病分布

3. AGREE Ⅱ 评分结果

所有指南条目的 Kappa 值均>0.80，一致性较好。

领域 1 考察指南是否明确描述了总目的、所涵盖的卫生问题和适用人群。纳入的 18 篇指南该领域分值均高于 50.0%，表明这些指南清晰地描述了范围和目的，能够帮助指南使用者快速了解该指南是否为自己所需。

领域 2 考察了指南是否包括了所有相关专业的人员、是否收集了目标人群的观点和选择意愿、是否明确规定了指南的使用者。该领域平均分为 40.1%，仅 3 篇指南的分值在 50.0% 以上。所有指南都未收集目标人群的观点和选择意愿。

领域 3 考察指南制定过程中各步骤的严谨程度，包括应用系统方法检索证据，清楚描述选择证据的标准，清楚描述证据的强度和局限性，清楚描述形成推荐建议的方法，形成推荐建议时考虑了对健康的益处、副作用及危险，推荐建议和支持证据之间有明确的联系，指南在发布前经过外部专家评审，提供指南更新的步骤。该领域得分较低，平均分仅 28.8%。表明指南的制定过程不够严谨，主观因素影响较大。

领域 4 考察指南推荐建议的表达是否明确。包括推荐建议明确、明确列出不同的选择或卫生问题、容易识别重要的推荐建议，能够帮助指南使用者更好地解决问题。该领域平均得分为 71.5%，各指南得分均在 50.0% 以上，但几乎所有指南针对同一疾病提供的选择较少。

领域 5 考察指南制定后的实际应用情况，包括描述应用时的促进和阻碍因素、提供应用推荐建议的意见和（或）工具、考虑推荐建议应用时潜在的相关资源、提供了监督和（或）审计标准。该领域平均得分为 42.6%，纳入指南对于应用过程中的促进和阻碍因素描述均不明确。

领域 6 考察指南制定过程中是否受其他因素的影响，包括赞助单位的观点不影响指南的内容、指南开发小组成员的利益冲突要记载并公布。该领域得分最低，平均分仅为 8.6%，所有指南均未提及赞助单位，仅 6 篇指南直接申明无任何利益冲突，余未具体说明。

四、解释与讨论

1. 口腔领域现有指南数量少且质量差

我国口腔领域临床实践指南起步晚，发展较慢，且疾病覆盖面比较窄。根据 2010 年发布的全球疾病负担，口腔健康问题已是全球疾病负担之一。然而，除口腔颌面外科领域外，其他专业的指南仍然匮乏，如作为全球疾病负担的牙周病，就无相关的临床指南。因此，指南的数量及关注的领域还远远不够。

此外，从指南纳入的参考文献来看，全部指南纳入参考文献数目均少于循证指南要求的参考文献条数。说明指南在制定的过程中，搜集的证据较少，不能为所提出的观点提供足够有力的支持。这可能与国内口腔领域证据缺乏、无法基于本国证据制定有关，亦限制了指南的质量。

2. 指南的应用不够广泛

临床指南用于指导和规范临床医务人员的诊疗行为，是针对某一疾病最规范的治疗方案。但使用临床指南的口腔医师较少。这一方面受指南本身质量的影响；另一方面，可能与指南制定时没有考虑到不同层次医疗机构技术、设备的限制有关；第三，囿于各种原因，某些地区医生在临床指南的获取上也存在一定的困难；第四，还可能与口腔医疗卫生领域工作者缺乏循证评价文献、开展循证诊疗决策的技能有关。

3. 缺乏循证指南

尽管循证医学已经传入我国多年，但从分析结果来看，国内口腔领域仍未出现循证制定的实践指南。前中国卫生部副部长、中国医师协会会长殷大奎教授指出："中国所有的医疗工作者都应该学习并在实践中应用高质量的循证指南，这不仅可以促进中国国民健康，对全球人民的健康也意义重大"。因此，使用循证的思想来指导临床已经成为了现代医学发展的必然趋势。

4. 本研究的局限性

本研究具有以下局限性：① 采用的检索策略可能无法全面地检索到所有相关指南；② 研究团队首次将 AGREE II 指南质量评价工具用于实践，对其中每一个条目的把握可能存在一定的偏倚；③ 可能有些中文指南发表于英文期刊，但本研究未行检索，可能存在纳入不全。因此，本调查结论可能存在偏倚，需要其他相关研究和数据进一步确证。

5. 结论和建议

综上所述，我们提出以下建议：①作为口腔卫生保健领域工作者，既要积极开展临床科研，生产本土化的证据；又要善于借鉴国外循证指南制定的方法和策略，结合我国国情，循证制定口腔领域临床实践指南。②开展针对我国口腔医师使用指南意识、习惯，以及循证诊疗决策实践意识与能力的调查，以便为制定及传播指南提供参考。③ 指南制定之初就应成立专门负责更新的团队或带头人，并根据证据的更新每 2 年更新一次指南。④ 将成本-效益分析纳入指南。

第六节　良性前列腺增生临床实践指南的质量评价

一、研究背景

良性前列腺增生（benign prostatic hyperplasia，BPH）是导致中老年男性排尿障碍最常见的一种良性疾病。它的全球发病率高，且随着年龄的增长不断升高。据不完全统计：美国 50 岁以上男性 BPH 患病率估算已达 50%，而在 90 岁以上的老年男性则高达 90%。1998 年，北京大学泌尿外科研究所的一组尸检报告表明：我国 BPH 组织学发生率到 60 岁时大于 50%，和欧美国家的组织诊断 BPH 发生率大致相似，且均随年龄增长呈明显上升趋势。随着国民经济水平的不断增长及社会老龄化的到来，BPH 已经成为泌尿外科临床工作及医疗卫生事业发展的重要问题，成为一种严重的社会问题和经济负担。

临床实践指南（clinical practice guideline，CPG）是指为协助临床工作者和患者针对特定的临床问题快速做出恰当处理，而系统制定的多组临床指导意见。BPH 临床实践指南的制定是医学领域临床诊疗规范中的一个重要部分，BPH 诊治指南的完成及不断更新对促进临床医疗工作的规范化有着积极的意义。近年来，许多国家尤其是发达国家为解决 BPH 临床实践中面临的诸多难题，都致力于 BPH 诊疗指南的开发与应用，并取得了举世瞩目的成就。然而，这些指南的质量良莠不齐，质量差的指南甚至会误导临床。因此，对指南的质量进行分析和评价是必要的。

二、评价方法

1. 纳入与排除标准

纳入标准：全球公开发表的、符合指南定义的 BPH 领域临床实践指南或共识（版本较多的，留取最新版本），由国内外学术团体或行政部门制定并颁发。

排除标准：① 直接翻译或者改编的国外指南；② 指南解读文件；③ 技术或操作指导；④ 讲座或专家笔谈；⑤ 知识手册。

2. 检索策略

计算机检索美国国家指南文库（U. S National Guideline Clearinghouse，NGC）、国际指南联盟（Guidelines International Network，GIN）、英国国家卫生和临床示范研究所（National Institute for Health and Clinical Excellence，NICE）、英格兰院际指

南网络（Scottish Intercollegiate Guidelines Network，SIGN）、世界卫生组织（World Health Organization，WHO）官网、PubMed、Embase、CNKI、Wan-Fang Data、VIP、CBM、医脉通官网，以及手工检索部分相关文献的参考文献，纳入 BPH 诊断治疗的指南或者共识，检索时间截止到 2015 年 8 月 13 日。采用主题词"指南"、"规范"、"共识"和"前列腺增生"进行检索。英文检索词包括 benign prostatic hyperplasia、benign prostate hyperplasia、enlarged prostate、BPH、prostatomegaly、prostatauxe、prostatic hypertrophy、benign prostatic enlargement、benign prostatic obstruction、lower urinary tract symptoms、LUTS、guideline、speci-fication、consensus；中文检索词包括前列腺增生、前列腺肥大、下尿路症状、指南、共识、规范、推荐。

以 PubMed 为例，其具体检索策略如下：（"guideline"［Publication Type］OR "guidelines as topic"［MeSH Terms］OR "guideline"［TIAB］OR guidance［TI］OR guide［TI］OR spec-ification［TI］OR "consensus"［MeSH Terms］OR "consensus"［TIAB］）AND（"prostatic hyperplasia"［MeSH Terms］OR "prostatic hyperplasia"［TIAB］OR "benign prostate hyperplasia"［TIAB］OR enlarged prostate［TIAB］OR BPH［TI］OR prosta-tomegaly［TIAB］OR prostatauxe［TIAB］OR prostatic hypertrophy［TIAB］OR benign prostatic enlargement［TIAB］OR benign pros-tatic obstruction［TIAB］OR "lower urinary tract symptoms"［MeSH Terms］OR "lower urinary tract symptoms"［TIAB］）

3. 文献筛选与资料提取

指南筛选由 2 名评价员按照纳入与排除标准独立完成并交叉核对，若遇分歧则讨论解决。按事先设计好的资料提取表提取资料，提取内容包括指南名称、发布国家及组织机构、发布或更新时间、研究领域、诊断和治疗意见、制定方法和参考文献等内容。

4. 质量评价

在正式评分之前进行了 3 次预评分，并采用组内相关系数（ICC）检测一致性，确保 4 名评论员对每个条目的理解基本一致。然后，由这 4 名评价者运用临床指南研究与评估系统（appraisal of guidelines for research & evaluation Ⅱ，AGREE Ⅱ）对纳入指南的质量进行评价。评价内容包括：范围和目的（3 个条目）、参与人员（3 个条目）、制定的严谨性（8 个条目）、清晰性（3 个条目）、应用性（4 个条目）、编辑的独立性（2 个条目）六大领域，共 23 个条目。我们按下述方案进行：① 对 6 个领域的 23 个条目进行评分；② 每个条目分数为 1~7 分，完全符合条目要求记 7 分，完全不符合记 1 分，介于两者之间的根据评分者的判断记 2~6 分；③ 一致性检验采用计算 4 名评价员的 ICC 值；④ 根据 AGREE Ⅱ公式计算得分：领域分值＝（实际得分－最小可能得分）／（最大可能得分－最小可能得分）×100%。领域标准化得分值越高，反映了该领域指南制定时方法越完善和报道的完整程度越高。

5. 分析方法

分析分为两个方面：① 对 AGREE Ⅱ质量评价结果进行分析；② 诊断、治疗意见的汇总分析。采用 Excel 2007 软件进行描述性分析并呈现 AGREE Ⅱ质量评价结果，采用 SPSS 19.0 软件计算 ICC 值。ICC 值为 0 ~ 1，ICC 值 < 0.4 时，一致性差；0.4 ~ 0.75 时，一致性一般；≥0.75 时，一致性好。ICC 值通常应在 0.7 以上。

三、评价结果

1. 检索结果及基本特征

初检共得到文献 1811 篇，经过逐层筛选，最终纳入指南 15

部。其中中国指南 2 部，德国 2 部，欧洲、美国、英国、日本、芬兰、巴西、意大利、马来西亚、加拿大、南非、WHO 各 1 部。指南发布于 1991~2015 年，其制定机构均提及根据证据更新情况考虑更新指南（多数指南 2 年一次更新）。文献筛选流程及结果见图 5-6-1。纳入指南的基本特征见表 5-6-1。

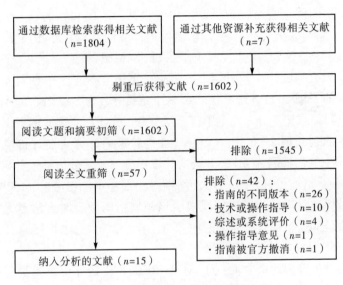

图 5-6-1 前列腺指南的文献筛选流程

表 5-6-1 纳入指南的相关信息

排序	第一作者	国家	发布时间/最近更新	发布组织	研究领域
1	Gravas et al	欧洲	1998/2015	European Association of Urology（EAU）	诊断、治疗

排序	第一作者	国家	发布时间/ 最近更新	发布组织	研究领域
2	王行环等	中国	2006/2014	中华医学会泌尿外科分会	诊断、治疗
3	Homma et al	日本	1999/2011	日本泌尿外科学会	诊断、治疗
4	朱刚等	中国	2011	中华医学会老年病分会	药物治疗
5	Cavalcanti et al	巴西	2006	Brazilian Urological Association / Brazilian Medical Association	诊断、治疗
6	Tammela et al	芬兰	1999/2014	Finnish Medical Society Duodecim	诊断、治疗
7	Berges et al	德国	2009/2016	German Society of Urology（DGU）and Professional Association of German Urologists（BDU）	诊断
8	Höfner et al	德国	1999/2014	German Society of Urology（DGU）and Professional Association of German Urologists（BDU）	治疗
9	Chapple et al	英国	2010/2015	NICE	诊断、治疗
10	Cockett et al	WHO	1991/2000	WHO	诊断、治疗
11	Spatafora et al	意大利	2012	Italian Association of Urologists	治疗

续 表

排序	第一作者	国家	发布时间/ 最近更新	发布组织	研究领域
12	Chang et al	马来 西亚	1998	Malaysian Urological Association and Prostate Health Council of Malaysia	诊断、治疗
13	Nickel et al	加拿大	2005/2010	Canadian Prostate Health Council and the CUA Guidelines Committee	诊断、治疗
14	McVary et al	美国	1994/2011	American Urological Association（AUA）	诊断、治疗
15	Bereczky et al	南非	2006	South African Urological Association Guideline	诊断、治疗

2. AGREE Ⅱ评价结果

2.1 四名评价员一致性检验

4 名评价员评价结果的 ICC 值及其检验结果见表 5-6-2，所有指南的 ICC 值均大于 0.87，表明其一致性好。

表 5-6-2 ICC 值及检验结果

排序	第一作者	ICC	95% *CI*	*F* 值	*P* 值
1	Gravas et al	0.941	0.889~0.972	16.973	0.000
2	王行环等	0.952	0.909~0.977	21.253	0.000
3	Homma et al	0.872	0.755~0.940	8.796	0.000
4	朱刚等	0.972	0.947~0.987	34.598	0.000

排序	第一作者	ICC	95% *CI*	*F* 值	*P* 值
5	Cavalcanti et al	0.992	0.984~0.996	147.621	0.000
6	Tammela et al	0.993	0.986~0.997	167.915	0.000
7	Berges et al	0.987	0.975~0.994	80.285	0.000
8	Höfner et al	0.992	0.985~0.996	141.163	0.000
9	Chapple et al	0.979	0.958~0.990	53.492	0.000
10	Cockett et al	0.986	0.973~0.993	66.481	0.000
11	Spatafora et al	0.987	0.976~0.994	78.256	0.000
12	Chang et al	0.984	0.971~0.993	63.077	0.000
13	Nickel et al	0.982	0.965~0.992	65.828	0.000
14	McVary et al	0.985	0.970~0.993	71.097	0.000
15	Bereczky et al	0.985	0.971~0.993	80.944	0.000

2.2　6个领域标准化得分

表5-6-3展示了针对纳入的 15 部指南的 6 个领域的得分情况。

领域 1 考察指南是否明确描述了总目的、所涵盖的卫生问题和适用人群。该领域得分的中位数（全距）为 72%（31%），表明这些指南清晰地描述了范围和目的，能够帮助指南使用者快速了解该指南是否为自己所需。

领域 2 考察了指南是否包括了所有相关专业的人员、是否收集了目标人群的观点和选择意愿、是否明确规定了指南的使用者。该领域中位数得分为 38%，仅 2 篇指南[7,15]的分值在 50% 以上。主要原因是：多数指南未考虑到目标人群（患者、公众等）的观点和选择意愿。

领域 3 考察指南制定过程中各步骤的严谨程度，主要涉及证据检索方法和标准、证据利弊权衡、推荐意见的形成方法及与证据的关联性、外部评审、指南的更新。领域得分中位数（全距）为30%（67%），中位数较低且全距大，说明小部分指南符合本领域标准，但仍有大部分指南的制定过程不够严谨，主观因素影响较大。

领域4考察指南推荐建议的表达是否明确。包括推荐建议明确、明确列出不同的选择或卫生问题、容易识别重要的推荐建议，能够帮助指南使用者更好地解决问题。该领域得分的中位数（全距）为58%（46%），提示纳入指南满足本领域大多数条目的标准，但几乎所有指南均未给出不同方案之间的利弊比较。我们注意到得分最低（33%）的南非指南，虽然推荐给出了治疗方案，但未给出疗程和治疗剂量等指标。

领域5主要涉及指南应用时的优势和劣势、是否提供了实施工具或建议、是否考虑实施中潜在的资源投入、是否提供了监测标准。本领域得分中位数（全距）为16%（51%），该领域得分的中位数最低。纳入指南对于应用过程中的促进和阻碍因素描述均不明确。

领域6考察指南制定过程中是否受其他因素的影响，包括赞助单位的观点不影响指南的内容、指南开发小组成员的利益冲突要记载并公布。该领域得分中位数（全距）为40%（96%），中位数较低但全距大，说明小部分指南基本符合本领域标准，但仍有大部分指南未提及赞助单位和（或）申明利益冲突。例如，欧洲、中国、美国指南明确提出指南制定无任何个人及团体财务及利益冲突，故得分较高（表5-6-3）。

表 5-6-3 纳入指南各领域得分

纳入指南	各领域标准化得分（%）					
	I	II	III	IV	V	VI
Gravas et al	82	60	71	78	47	96
王行环等	71	36	30	58	16	79
Homma et al	78	38	38	67	23	40
朱刚等	63	29	10	49	7	0
Cavalcanti et al	72	44	30	46	7	60
Tammela et al	65	29	16	53	0	23
Berges et al	75	44	61	72	28	69
Höfner et al	74	49	59	72	29	67
Chapple et al	74	68	60	76	51	58
Cockett et al	61	38	16	50	16	19
Spatafora et al	76	38	50	78	25	31
Chang et al	60	24	10	47	8	4
Nickel et al	65	21	16	51	16	33
McVary et al	78	49	53	79	48	85
Bereczky et al	51	24	4	33	11	25
中位数	72	38	30	58	16	40
全距	31	47	67	46	51	96

3. BPH 诊断推荐意见

BPH 主要表现为组织学上的前列腺间质和腺体成分的增生、解剖学上的前列腺增大（benign prostatic enlargement，BPE）、尿动力学上的膀胱出口梗阻（bladder outlet obstruction，BOO）和以下尿路症状（lower urinary tract symptoms，LUTS）为主的临床症状。为明确诊断，所有指南都提出了各自的临床评估意见。为求同存异，我们对其进行了归纳总结，详见表 5-6-4。

表 5-6-4 纳入指南诊断意见的汇总分析

	欧洲 (Gravas)	中国 (王行环)	日本 (Homma)	中国 (朱刚)	巴西 (Cavalcanti)	芬兰 (Tammela)	德国 (Berges)	德国 (Höfner)	英国 (Chapple)	WHO (Cockett)	意大利 (Spatafora)	马来西亚 (Chang)	加拿大 (Nickel)	美国 (McVary)	南非 (Bereczky)
病史、体格检查	R	R	R	—	R	R	R	—	R	R	—	R	R	R	R
尿常规	R	R	R	—	R	R	R	—	R	R	—	R	R	R	R
症状评分	R	R	R	—	R	R	R	—	R	R	—	R	R	R	R
QoL 评分	R	R	R	—	R	ND	R	—	ND	ND	—	R	ND	ND	ND
尿流率	R	R	R	—	O	R	R	—	O	O	—	ND	O	O	O
残余尿量测定	R	R	R	—	O	R	R	—	O	O	—	ND	O	O	O
排尿日记	O	O	O	—	ND	R	O	—	R	R	—	ND	O	R	R
肾功能(血肌酐)	O	O	O	—	O	O	R	—	O	ND	—	R	O	NR	R
血清 PSA	R	R	R	—	R	R	R	—	ND	R	—	R	R	R	R
前列腺超声检查	R	R	R	—	O	R	R	—	ND	O	—	R	NR	O	O
CT/MRI	NR	NR	ND	—	ND	ND	ND	—	ND	O	—	ND	ND	ND	ND

续表

	欧洲 (Graves)	中国 (王行环)	日本 (Homma)	中国 (朱刚)	巴西 (Cavalcanti)	芬兰 (Tammela)	德国 (Berges)	德国 (Höfner)	英国 (Chapple)	WHO (Cockett)	意大利 (Spatafora)	马来西亚 (Chang)	加拿大 (Nickel)	美国 (McVary)	南非 (Berecsky)
尿动力学检查	O	O	O	—	O	O	O	—	ND	O	—	ND	NR	O	O
尿道膀胱镜	O	O	O	—	O	O	O	—	O	NR	—	ND	NR	O	O
尿道造影	O	O	O	—	O	O	O	—	O	O	—	ND	ND	ND	ND
静脉尿路造影	ND	O	ND	—	O	O	ND	—	O	O	—	ND	ND	ND	ND
上尿路影像学检查	O	O	O	—	O	O	R	—	O	O	—	R	NR	NR	ND
尿脱落细胞学	ND	ND	ND	—	O	ND	ND	—	ND	ND	—	ND	O	ND	O
推荐总数目	8	8	8	—	5	8	10	—	4	5	—	8	4	5	6

注: R: 推荐; O: 可选择的; NR: 不推荐; ND: 未探讨; 症状评分: IPSS 评分/AUA-SI 评分; QoL: 生活质量评分。

　　所有诊断指南都一致推荐检查以下项目：病史询问、体格检查（包括直肠指诊）、前列腺症状评分（IPSS 评分/AUA-SI 评分）、尿常规、血清 PSA。英国指南的推荐检查条目最少（4条）；德国指南的推荐条目最多（10 条）。欧洲、中国、日本指南在诊断推荐上统一性较高（推荐总数 8 条），故我们的汇总分析结果：病史和体格检查、尿常规、前列腺症状评分、QoL 评分、尿流率、残余尿量、血清 PSA、前列腺超声检查推荐为诊断 BPH 的初始评估条目。

　　4. BPH 治疗推荐意见

　　下尿路症状是 BPH 患者的切身感受，最为患者本人所重视。由于患者的耐受程度不同，下尿路症状及其所致生活质量的下降是患者寻求治疗的主要原因，下尿路症状及生活质量的下降程度也是治疗措施选择的重要依据。所有指南一致同意：应充分了解 BPH 患者的意愿，向患者交代包括保守治疗、药物治疗和外科治疗在内的各种治疗方法的疗效与相关副作用。

　　4.1　保守治疗

　　保守治疗包含观察等待、行为与饮食治疗两个方面。几乎所有的指南在这一点上给出了统一的意见。轻～中度下尿路症状但生活质量尚未受到明显影响的患者可以采用观察等待。接受观察等待之前，患者应进行全面检查（初始评估的各项内容）以除外各种 BPH 相关并发症。有研究表明接受保守治疗的患者（中度 LUTS）在随访至 1 年时约 85% 保持病情稳定，5 年时约65% 无临床进展。此外，2015 年版的 EAU 指出：BPH 伴有LUTS 的患者在接受其他治疗方式之前或同时，均需要采取生活方式的指导。中国指南独到地提出了"患者教育"的重要性：应该向接受观察等待的患者提供 BPH 疾病相关知识，包括 LUTS和 BPH 的临床进展，特别应该让患者了解观察等待的效果和预后。

4.2　药物治疗

BPH 患者药物治疗的短期目标是缓解患者的下尿路症状，长期目标是延缓疾病的临床进展，预防并发症的发生。在减少药物治疗副作用的同时保持患者较高的生活质量是 BPH 药物治疗的总体目标。

各指南药物治疗的推荐意见如表 5-6-5 所示。在 α-受体阻滞剂和 5α-还原酶抑制剂的推荐上，纳入指南的意见基本一致：给予推荐。有趣的是：日本指南强烈推荐"度他雄胺"（Grade A），但对于"非那雄胺"的使用持保留意见，原因可能是日本政府批准非那雄胺用于雄激素原性脱发，却没有批准其用于治疗 BPH。植物制剂的研发和使用大部分源于德国。有研究结果提示植物制剂在 BPH 中的疗效和 α-受体阻滞剂及 5α-还原酶抑制剂相当，且没有明显副作用，故而得到德国、中国、日本、巴西、芬兰、加拿大指南的推荐；但由于其作用机制复杂，难以判断具体成分的生物活性和疗效的相关性，欧洲、美国等指南未做探讨。对于中药在 BPH 中的使用，除中国和日本指南给予推荐外，其他国家的指南均未做讨论，侧面说明中医药应用缺乏证据和推广。联合用药方面，值得一提的是各指南对"α_1-受体阻滞剂$+5\alpha$-还原酶抑制剂"的推荐有较高统一度。此外，德国指南独树一帜的推荐了"α_1-受体阻滞剂$+$磷酸二酯酶 5 抑制剂"的联合用药；其余指南因缺乏相关临床证据，均未做探讨。

表 5-6-5　药物治疗意见的汇总分析

	欧洲 (Gravas)	中国 (王行环)	日本 (Homma)	中国 (朱刚)	巴西 (Cavalcanti)	芬兰 (Tammela)	德国 (Berges)	德国 (Höfner)	英国 (Chapple)	WHO (Cockett)	意大利 (Spatafora)	马来西亚 (Chang)	加拿大 (Nickel)	美国 (McVary)	南非 (Berezcky)
α-受体阻滞剂	R	R	R	R	R	R	—	R	R	R	R	R	R	R	R
5α-还原酶抑制剂	R	R	CR	R	R	R	—	R	R	R	R	R	R	R	R
M 受体拮抗剂	R	R	CR	R	ND	ND	—	R	R	R	R	ND	R	R	R
磷酸二酯酶 5 抑制剂	R	ND	CR	ND	ND	R	—	R	CR	ND	CR	ND	NR	ND	ND
植物制剂	ND	R	R	R	R	R	—	R	ND	CR	CR	ND	R		NR
精氨酸加压素	CR	ND	ND	ND	ND	ND	—	ND	ND	CR	ND	ND	ND	ND	CR
β₃-肾上腺素能受体激动剂	CR	ND	ND	ND	ND	ND	—	ND	ND	ND	ND	ND	ND	ND	ND
中药	ND	R	R	R	ND	ND	—	ND	ND	ND	ND	ND	ND	ND	ND

续　表

	欧洲 (Gravas)	中国 (王行环)	日本 (Homma)	中国 (朱刚)	巴西 (Cavalcanti)	芬兰 (Tammela)	德国 (Berges)	德国 (Höfner)	英国 (Chapple)	WHO (Cockett)	意大利 (Spatafora)	马来西亚 (Chang)	加拿大 (Nickel)	美国 (McVary)	南非 (Berezcky)
抗雄激素	ND	ND	R	ND	ND	ND	—	ND	ND	ND	ND	ND	ND	ND	ND
抗抑郁药	ND	ND	CR	ND	ND	ND	—	ND	ND	ND	ND	ND	ND	ND	ND
联合治疗 α_1-受体阻滞剂+5α-还原酶抑制剂	R	R	ND	R	R	R	—	R	CR	ND	R	ND	R	R	R
α_1-受体阻滞剂+M受体拮抗剂	CR	R	ND	R	ND	ND	—	R	CR	ND	CR	ND	ND	R	ND
α_1-受体阻滞剂+磷酸二酯酶5抑制剂	ND	ND	ND	ND	ND	ND	—	R	ND	ND	ND	ND	ND	ND	ND

注：R：推荐；CR：有条件的推荐/选择性推荐；NR：不推荐；ND：未探讨。

4.3 外科治疗

BPH 是一种临床进展性疾病，其病程进展的终末多需要外科治疗来解除下尿路症状及其对生活质量所致的影响和并发症。

各指南外科治疗的推荐意见如表 5-6-6 所示。从推荐的统一性看：开放手术、TURP、TUIP、B-TURP、钬激光、绿激光的推荐指南数目都达到了 10 个以上，且无不推荐的指南。对于TUMT、TUNA 和前列腺支架，大部分指南给出的意见是：适用于药物治疗无效（或不愿意长期服药）而又不愿意接受手术的患者，以及伴有反复尿潴留而又不能承受外科手术的高危 BPH患者。对于部分老旧外科治疗方式（前列腺气囊、高能聚焦超声），大部分指南要么不推荐，要么在其更新版本中不再提及。此外，我们注意到：欧洲泌尿外科指南提出了一些新兴的治疗方式（前列腺内乙醇注射、前列腺内肉毒杆菌毒素注射、简单微创前列腺切除术、尿道前列腺部提升），并同时告知由于相关临床证据不足，仅推荐在临床试验中使用，其他指南对此亦无强推荐。所有指南缺乏各种手术之间疗效与安全性的比较，有待进一步完善更新。

表 5-6-6　外科治疗意见的汇总分析

	欧洲 (Gravas)	中国 (王行环)	日本 (Homma)	中国 (朱刚)	巴西 (Cavalcanti)	芬兰 (Tammela)	德国 (Berges)	德国 (Höfner)	英国 (Chapple)	WHO (Cockett)	意大利 (Spatafora)	马来西亚 (Chang)	加拿大 (Nickel)	美国 (McVary)	南非 (Bereczky)
开放性前列腺摘除术	R	R	R	—	R	R	—	R	R	R	R	ND	R	R	R
TURP	R	R	R	—	R	R	—	R	R	R	R	R	R	R	R
TUIP	R	R	R	—	R	R	—	R	R	R	R	R	R	R	R
B-TURP	R	R	R	—	R	R	—	R	R	ND	R	ND	R	R	R
TUVP	R	R	ND	—	R	R	—	ND	R	ND	R	ND	R	R	R
PKEP	NR	R	R	—	R	ND	—	ND	ND	ND	ND	ND	ND	ND	CR
钬激光	R	R	R	—	R	R	—	R	R	R	R	R	R	R	R
绿激光	R	R	R	—	ND	R	—	R	R	R	R	ND	R	R	R
铥激光	R	R	ND	—	R	ND	—	R	R	R	R	ND	R	ND	R
ILC	R	R	R	—	NR	ND	—	R	R	R	ND	ND	ND	NR	ND
TUMT	R	CR	R	—	CR	R	—	R	CR	R	CR	CR	CR	R	R
TUNA	R	CR	R	—	CR	R	—	R	CR	R	CR	CR	CR	R	R

续　表

	欧洲 (Gravas)	中国 (王行环)	日本 (Homma)	中国 (朱刚)	巴西 (Cavalcanti)	芬兰 (Tammela)	德国 (Berges)	德国 (Höfner)	英国 (Chapple)	WHO (Cockett)	意大利 (Spatafora)	马来西亚 (Chang)	加拿大 (Nickel)	美国 (McVary)	南非 (Bereczky)
前列腺支架	CR	CR	R	—	NR	CR	—	CR	ND	CR	NR	ND	CR	CR	CR
前列腺气囊扩张术	ND	CR	ND	—	ND	ND	—	ND	ND	NR	ND	ND	NR	NR	NR
HIFU	ND	NR	R	—	NR	ND	—	ND	NR	ND	ND	ND	NR	NR	CR
前列腺内乙醇注射	CR	NR	CR	—	NR	NR	—	CR	CR	ND	ND	ND	ND	ND	CR
前列腺内肉毒杆菌毒素注射	CR	ND	CR	—	ND	ND	—	CR	CR	ND	CR	ND	NR	ND	CR
MISP	CR	ND	ND	—	ND	ND	—	ND	ND	ND	ND	ND	ND	ND	ND
PUL	CR	ND	ND	—	ND	ND	—	ND	ND	ND	ND	ND	ND	ND	ND

注：R：推荐；CR：有条件的推荐/选择性推荐；NR：不推荐；ND：未探讨；TURP：经尿道前列腺电切术；TUIP：经尿道前列腺切开术；B-TURP：经尿道前列腺等离子双极电切术；TUVP：经尿道前列腺电气化术；PKEP：前列腺等离子双极剜除术；ILC：激光间腺消融术；TUMT：经尿道微波热疗；TUNA：经尿道针刺消融术；HIFU：高能聚焦超声；MISP：微创单前列腺切除术；PUL：尿道前列腺部提升。

四、评价结论

由上述结果可以看出，纳入指南整体质量良莠不齐、尚需统一。尤其是在领域七，由于大部分指南缺乏指南的优势和劣势分析、成本-效益分析，AGREE Ⅱ评价得分最低。

此外，从纳入指南的推荐统一度分析得出：① 病史和体格检查、尿常规、前列腺症状评分、QoL评分、尿流率、残余尿量、血清PSA、前列腺超声检查应作为诊断BPH的初始评估条目；② 观察等待、行为与饮食治疗是重要和必需的；③ α-受体阻滞剂和5α-还原酶抑制剂是应用较成熟的BPH治疗药物；④ 目前，开放手术、TURP、TUIP、B-TURP、钬激光和绿激光这6种外科治疗手段的疗效是肯定的。

第七节　国内护理领域临床实践指南的质量评价

一、评价背景

循证护理实践是指护理人员在计划其护理活动过程中，审慎地、明确地、明智地将科研证据、临床经验及病人愿望相结合，获取证据，作为临床护理决策依据的过程。循证护理实践的关键是证据的获取、评价和利用。目前循证实践领域推荐证据使用者直接查询经过严格评鉴的、成熟的循证资源，如公开发表的系统评价/Meta分析论文、临床实践指南或最佳实践报道。但是目前国内的循证护理资源无论质量还是数量均不能满足循证护理实践的要求。指南方面，循证临床实践指南现已逐渐成为制定指南的国际趋势，但国内循证护理指南还处于萌芽阶段。目前，国内大多数护理指南以护理规范或常规的形式存在，且绝大多数是基于专家意见、教科书、传统治疗护理标准或传统医疗护理制度，这类指南的制定方法不符合指南制定的国际标准。鉴于此，本文采用当前国际最为推荐的指南方法学质量评价工具 AGREE Ⅱ 对现今国内公开发表的临床护理实践指南（nursing practice guideline，NPG）制定的方法学和报告学质量进行评价，以为促进护理指南研发的标准性和规范性提供参考。

二、评价方法

1. 纳入与排除标准

纳入标准：国内公开发表在学术期刊上的临床护理实践指南。

排除标准：①指南解读、摘选或摘要；②预防、诊治、诊断指南；③国外指南的翻译版或改编版。

2. 检索策略

检索数据库：维普数据库、万方数据库和中国知网。检索式：指南 OR 指引 OR 常规 OR 共识。检索时限为建库至 2014 年 12 月。

3. 评价与分析方法

评价员使用 AGREE Ⅱ 原文及其中文译本对纳入指南的 6 个领域进行打分，每篇指南每一领域得分＝（实际得分－最低可能得分）/（最高可能得分－最低可能得分），然后计算出每篇指南 6 个领域的最终得分。每篇指南 AGREE Ⅱ 各领域最终得分为纳入指南在各个领域的平均分。

为了保证评价的科学性与一致性，由 4 名评价员统一接受 AGREE Ⅱ 培训。培训后，研究组采用组内相关系数（ICC）测量研究者评价结果的一致性。ICC 值为 0~1，一般认为 ICC<0.4 表示一致性差，≥0.75 表示一致性较好。

同时对纳入的指南进行分类，分别是以共识为基础的指南（consensus-based NPG，CB-NPG）和以证据为基础的指南（evidence-based NPG，EB-NPG）。如指南全文报告中提及所列证据的证据等级或推荐意见的推荐强度，或明确检索策略，或列举证据和推荐意见生成的方法均定义为以证据为基础的指南，其他指南则定义为以共识为基础的指南。采用符号秩和检验（Wilcoxon rank-sum test）确定两类指南的质量差异。

另外，建立假设，发表在 AGREE Ⅱ 引进国内之后的指南比 AGREE Ⅱ 引进之前的指南呈现出更好的质量。假设基础为随着 AGREE Ⅱ 被国内研究者认识，指南的方法学和质量评价可能受到关注从而使得质量有所提高。故将指南按发表年代分为两组：首篇护理指南发表年份至 2007 年及 2008~2013 年（AGREE Ⅱ 首次引进推广的文献发表在 2007 年）。同样采用符号秩和检验验证假设。

三、评价结果

1. 一致性评价结果

在正式评价开始前，4 位评价员分别独立评价了 10 篇指南，其评价内 ICC 值为 0.829（95% CI，0.809~0.850），显示出较高的评价内一致性。

2. 检索结果及纳入指南的基本特征

最终纳入 42 篇临床护理实践指南（图 5-7-1）。其中包括 9 篇会议论文，32 篇期刊论文，1 篇硕士论文。5 篇指南由专业组织制定，其他未明确制定机构。专业组织如"中国康复医学会康复护理专业委员会"、"中华医学会神经病学分会痴呆与认知障碍学组和中国阿尔茨海默病协会（ADC）组织"等。指南涉及的领域较广，但部分题目范围过大，内容宽泛不详细，直接影响了指南的可操作性。

护理实践指南从 2010 年起呈现出大幅增长的趋势（图 5-7-2）。其基本特征详见表 5-7-1。共三篇指南被归类为以证据为基础的指南，分别是"南京军区南京总医院皮肤护理实践指南"、"中国痴呆与认知障碍诊治指南（六）：痴呆患者护理"及"PICC 置管前评估指南"。

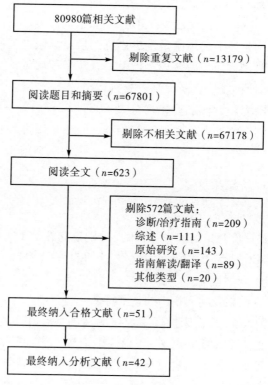

图 5-7-1 指南筛选流程

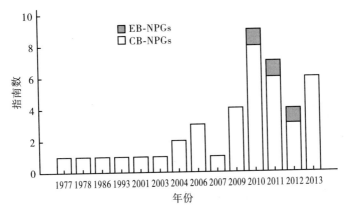

图 5-7-2　护理实践指南发表情况的文献计量图

表 5-7-1　纳入指南的基本特征

指南名称	发表年份	发表页数	文献来源	参考文献数	制定组织	护理指南类型
中西医结合治疗小儿肺炎护理常规	1977	2	期刊论文	0	中医研究院西苑儿科护理组	以共识为基础
中西医结合褥疮护理治疗常规	1978	1	期刊论文	0	不清楚	以共识为基础
CT扫描检查的一般护理常规	1986	2	期刊论文	0	不清楚	以共识为基础
肝病患者康复指南	1993	1	期刊论文	0	不清楚	以共识为基础

续　表

指南名称	发表年份	发表页数	文献来源	参考文献数	制定组织	护理指南类型
美容外科手术常规护理	2001	3	会议论文	0	不清楚	以共识为基础
SARS 防治医院护理管理指南	2003	5	期刊论文	0	不清楚	以共识为基础
脊髓损伤抢救护理常规	2004	2	期刊论文	0	不清楚	以共识为基础
脑梗死溶栓介入治疗的护理常规探讨	2004	2	期刊论文	0	不清楚	以共识为基础
胸膜腔穿刺术并发症原因分析及护理安全指引	2006	2	期刊论文	17	不清楚	以共识为基础
慢性肾炎的护理常规	2006	2	会议论文	0	不清楚	以共识为基础
气管切开护理常规	2006	1	期刊论文	0	不清楚	以共识为基础
老年昏迷护理常规	2007	1	期刊论文	0	不清楚	以共识为基础
糖尿病足的健康护理指南	2009	1	会议论文	0	不清楚	以共识为基础
人造血管搭桥内瘘的护理常规	2009	2	期刊论文	0	不清楚	以共识为基础

指南名称	发表年份	发表页数	文献来源	参考文献数	制定组织	护理指南类型
吸氧的护理常规	2009	2	期刊论文	12	不清楚	以共识为基础
血浆置换术护理常规	2009	2	会议论文	0	不清楚	以共识为基础
南京军区南京总医院皮肤护理实践指南	2010	2	期刊论文	10	不清楚	以证据为基础
精神科住院患者护理安全指引	2010	1	会议论文	0	不清楚	以共识为基础
冠心病的常规护理	2010	1	期刊论文	0	不清楚	以共识为基础
颌间牵引术后的常规护理	2010	1	期刊论文	0	不清楚	以共识为基础
几种急诊患者的护理常规	2010	2	期刊论文	7	不清楚	以共识为基础
泌尿外科各种引流管的护理常规及要点	2010	1	期刊论文	1	不清楚	以共识为基础
脑疝的观察与抢救护理常规	2010	1	会议论文	0	不清楚	以共识为基础
糖尿病护理常规	2010	1	期刊论文	0	不清楚	以共识为基础

续　表

指南名称	发表年份	发表页数	文献来源	参考文献数	制定组织	护理指南类型
胸腔闭式引流的护理常规探讨	2010	1	期刊论文	3	不清楚	以共识为基础
神经源性膀胱护理指南（2011年版）	2011	12	期刊论文	40	中国康复医学会康复护理专业委员会	以共识为基础
义齿护理指南	2011	3	期刊论文	21	中华口腔医学会《义齿护理指南》专家组	以共识为基础
膝关节置换术护理指引	2011	2	会议论文	0	不清楚	以共识为基础
PICC置管后护理常规探讨	2011	3	会议论文	0	不清楚	以共识为基础
常见传染病护理常规	2011	2	期刊论文	0	不清楚	以共识为基础
中国痴呆与认知障碍诊治指南（六）：痴呆患者护理	2011	3	期刊论文	21	中华医学会神经病学分会痴呆与认知障碍学组和中国阿尔茨海默病协会（ADC）组织	以证据为基础

续　表

指南名称	发表年份	发表页数	文献来源	参考文献数	制定组织	护理指南类型
肿瘤化疗患者PICC置管后常规护理	2011	2	会议论文	0	不清楚	以共识为基础
母乳喂养的护理指南	2012	1	期刊论文	1	不清楚	以共识为基础
鼻饲管留置方法及护理常规	2012	1	期刊论文	5	不清楚	以共识为基础
手术前后的常规护理	2012	3	期刊论文	0	不清楚	以共识为基础
PICC置管前评估的临床实践指南构建	2012	106	硕士论文	183	不清楚	以证据为基础
长期卧床患者压疮的护理指引	2013	2	会议论文	0	不清楚	以共识为基础
骨性关节炎中西医护理常规	2013	2	期刊论文	2	不清楚	以共识为基础
气管切开术后护理常规	2013	2	期刊论文	2	不清楚	以共识为基础
浅议神经内科的常规护理	2013	1	期刊论文	2	不清楚	以共识为基础

续　表

指南名称	发表年份	发表页数	文献来源	参考文献数	制定组织	护理指南类型
强直性脊柱炎的中西医护理常规	2013	2	期刊论文	4	不清楚	以共识为基础
浅议消化系统疾病护理常规	2013	2	期刊论文	3	不清楚	以共识为基础

3. 指南评价各领域结果

指南质量参差不齐，总的来说，在 6 个评价领域中得分最高的领域是"范围与目的"领域，得分最低的领域是"编辑的独立性"，详见表 5-7-2。

范围和目的领域涉及指南的目的、解决的临床问题及指南涉及的目标人群。纳入的指南对此领域的阐述均较明确。本领域平均得分为 66.67%（四分位数间距：55.72%~70.83%），42 篇被评价指南中有 32 篇得分超过 60%。

参与人员领域考察指南制定过程中参与人员的构成是否合理及是否阐明指南的使用者。指南制定小组成员应包含所有相关专业人员如临床医生护士，方法学专家如文献检索专家、统计学家、方法学家等；同时参与人员中还应包括目标人群的代表，即患者、公众等。本领域平均得分为 22.22%（四分位数间距：20.83%~25.00%）。此领域得分较低主要是由于纳入的所有指南均未采集或未描述采集目标人群的观点。此外，仅少数指南不同程度介绍小组成员的职位、工作单位等信息，但未具体介绍如筛选和评价证据及参与形成最终推荐意见的相关人员详细组成。

制定的严谨性领域考察指南制定的过程中各步骤的严谨性，是指南评价的核心领域，包括 8 个条目：①是否用系统的方法检索证据；②是否提供检索获得证据的纳入排除标准并进行相应描述；③是否详细描述了证据的优缺点及评估证据可能存在偏倚的风险；④是否详细介绍形成推荐的制定方法及做出最终决定过程；⑤形成推荐时是否考虑了对健康的益处、副作用和风险；⑥是否描述每条推荐意见与关键证据的描述或（和）参考文献的联系；⑦指南发表前是否经过专家外部评审；⑧是否提供详尽的指南更新过程。本领域平均得分为 5.99%（四分位数间距：0.00%～4.69%），是得分较差的领域，只有一篇指南得分超过 60%。绝大多数指南都没有报告证据的获得方法、证据的优缺点及推荐意见生成的方法等指南制定方法的细节。

"清晰性"是指推荐意见的明确性及重要推荐是否清晰、是否列出不同选择。本领域平均得分为 59.57%（四分位数间距：47.22%～65.28%），42 篇被评价指南中有 18 篇得分超过 60%。其扣分的原因在于未明确阐述推荐意见及未对推荐意见做出突出显示，如流程图、表格等。

应用性领域考察指南在应用过程中的可行性和适应性。指南应描述其应用的优劣势、促进及阻碍因素、应用时潜在的资源投入问题、应用时的监控及审查标准等。本领域平均得分仅为 29.76%（四分位数间距：21.61%～35.68%），仅有一篇指南得分超过 60%。扣分主要原因在于全部指南均未阐明指南实施过程中的促进与阻碍因素及推荐意见如何应用于实践的建议和（或）配套工具等，另一方面，未提及相关潜在资源的影响如涉及的经济学问题，也是指南扣分的主要原因。

编辑独立性反应赞助单位间的利益关系及是否考虑到制定小组成员间的利益冲突及指南的制定如何不受基金资助机构的影响。本领域平均得分为 4.91，（四分位数间距：0%～0%），没有一项指南得分超过60%，此领域是得分最低的领域。

表 5-7-2　纳入评价指南的得分情况

指南名称	各领域（%）					
	范围与目的	参与人员	制定的严谨性	清晰性	应用性	编辑的独立性
中西医结合治疗小儿肺炎护理常规	69.44	19.44	1.04	65.28	32.3	0
中西医结合褥疮护理治疗常规	58.33	16.67	0	50	27.08	0
CT扫描检查的一般护理常规	66.67	25	2.08	50	17.71	0
肝病患者康复指南	73.61	19.44	4.69	59.72	29.17	0
美容外科手术常规护理	66.67	22.22	0	65.28	27.08	0
SARS防治医院护理管理指南	63.89	25	4.17	70.83	30.21	0
脊髓损伤抢救护理常规	58.33	20.83	0	44.44	36.46	0
脑梗死溶栓介入治疗的护理常规探讨	70.83	29.17	2.08	59.72	47.92	0
胸膜腔穿刺术并发症原因分析及护理安全指引	70.83	23.61	1.04	65.28	21.88	0
慢性肾炎的护理常规	62.5	20.83	0	45.83	26.04	0
气管切开护理常规	63.89	22.22	0	56.94	48.96	0
老年昏迷护理常规	50	12.5	0	34.72	11.46	0

指南名称	各领域（%）					
	范围与目的	参与人员	制定的严谨性	清晰性	应用性	编辑的独立性
糖尿病足的健康护理指南	72.22	18.06	6.77	69.44	17.71	0
人造血管搭桥内瘘的护理常规	68.06	23.61	2.6	45.83	35.42	0
吸氧的护理常规	70.83	20.83	4.69	69.44	43.75	0
血浆置换术护理常规	58.33	20.83	0	54.17	21.88	0
南京军区南京总医院皮肤护理实践指南	66.67	27.78	24.48	68.06	29.17	25
精神科住院患者护理安全指引	79.17	23.61	0	63.89	18.75	0
冠心病的常规护理	63.89	22.22	0	45.83	17.71	0
颌间牵引术后的常规护理	65.28	20.83	0	43.06	15.63	0
几种急诊病人的护理常规	61.11	22.22	3.65	50	27.08	0
泌尿外科各种引流管的护理常规及要点	51.39	20.83	0	47.22	30.21	0
脑疝的观察与抢救护理常规	50	20.83	0	44.44	20.83	0
糖尿病护理常规	56.94	19.44	0	55.56	22.91	0
胸腔闭式引流的护理常规探讨	65.28	22.22	5.21	55.56	37.5	0
神经源性膀胱护理指南（2011年版）	79.17	37.5	24.48	77.78	51.04	35.42

续 表

指南名称	各领域（%）					
	范围与目的	参与人员	制定的严谨性	清晰性	应用性	编辑的独立性
义齿护理指南	66.67	30.56	8.85	63.89	25	35.42
膝关节置换术护理指引	72.22	25	0	63.89	22.92	0
PICC置管后护理常规探讨	70.83	20.83	13.02	65.28	28.13	0
常见传染病护理常规	58.33	25	0.52	59.72	12.5	0
中国痴呆与认知障碍诊治指南（六）：痴呆患者护理	70.83	25	1.04	59.72	42.71	0
肿瘤化疗患者PICC置管后常规护理	70.83	41.67	35.42	69.44	35.42	50
母乳喂养的护理指南	66.67	15.28	3.13	75	23.96	0
鼻饲管留置方法及护理常规	52.78	19.44	1.04	43.06	18.75	0
手术前后的常规护理	63.89	20.83	3.65	62.5	35.42	6.25
PICC置管前评估指南	91.67	80.56	88.02	70.83	81.25	54.17
长期卧床患者压疮的护理指引	73.61	22.22	5.73	61.11	31.25	0
骨性关节炎中西医护理常规	59.72	19.44	0.52	50	16.67	0
气管切开术后护理常规	68.06	22.22	0.52	66.67	36.46	0

续　表

指南名称	各领域（%）					
	范围与目的	参与人员	制定的严谨性	清晰性	应用性	编辑的独立性
浅议神经内科的常规护理	59.72	22.22	0	47.22	29.17	0
强直性脊柱炎的中西医护理常规	73.61	25	3.13	55.56	38.54	0
浅议消化系统疾病护理常规	70.83	25	0	45.83	26.04	0
平均数（方差）	66.04 (8.26)	24.20 (10.24)	5.99 (14.68)	57.57 (10.36)	29.76 (12.67)	4.91 (13.61)
中位数	66.67	22.22	1.04	59.73	27.6	0
四分位距 (25%~75%)	(55.72~ 70.83)	(20.83~ 25.00)	(0.00~ 4.69)	(47.22~ 65.28)	(21.61~ 35.68)	(0.00~ 0.00)

4. 其他分析

以证据为基础的指南其质量在"参与人员（$P = 0.01$）"、"严谨性（$P = 0.00$）"和"编辑的独立性（$P = 0.00$）"3 个领域得分高于以共识为基础的指南。其他 3 个领域没有统计学差异。指南质量并未在 2008 年之后有明显改善（表 5-7-3）。

表 5-7-3　不同时期护理实践指南的方法学质量

领域	1977~2007 年（12 篇）	2007~2014 年（30 篇）	P 值
范围和目的	64.58	66.62	0.46
参与人员	21.41	25.37	0.32
制定的严谨性	1.26	7.88	0.14

续　表

领域	1977~2007 年（12 篇）	2007~2014 年（30 篇）	P 值
清晰性	55.67	58.33	0.6
应用性	29.69	29.79	0.78
编辑的独立性	0	6.88	0.1

四、解释与讨论

1. 循证护理指南亟待发展

通过使用 AGREE Ⅱ 对我国 42 篇临床护理指南的质量进行评价可知我国临床护理实践指南一直发展较慢，而且其质量也未见明显改善，循证护理实践指南的发展在国内仍处于萌芽阶段。目前国内护理指南制定过程中存在的明显问题是循证方法严重缺失；欠缺多学科合作；不注重证据的应用推广；指南报告不全等。部分临床护理指南存在题目范围过于宽大，降低指南应用性的问题，如"糖尿病护理常规"，"冠心病的常规护理"等。可以认为目前现有的国内护理指南对循证护理实践的指导性极低。目前护理指南制定与发表过程中特别需要注意的问题有以下两点：

第一，指南制定方法学严重缺失。指南制定过程中最重要的方法学环节是指南制定过程的严谨性，它涉及用系统的方法查找证据，清晰地描述证据，证据向推荐意见合理转化等关键环节，但目前临床护理实践指南大多数未对这些关键环节进行说明。此现象可以在一定程度上说明现有的护理指南大部分未采用规范的循证的方法学制定。

我国护理指南制定人员尚未意识到在指南制定过程中多学科合作的重要性。指南制定过程中仍较少有相关方法学专家的介入，同时指南制定成员中也均没有纳入患者作为小组成员。应注意护理指南的制作应由相关护理、医疗、方法学专家、患者等人员共同参与完成，并在指南报告中详细介绍小组成员、各成员在指南制定过程中担当的角色及可能有的利益冲突。

指南的应用往往牵涉到医疗机构的组织变更，指南制定者需要对指南推广过程中可能遇到的障碍，如组织机构、人力资源、资金费用、监测指标等方面进行论证并提出相应的对策以促进指南的实施推广。

第二，指南的完整报告未引起研究者重视。指南评价分值偏低也可能与指南不完整报告有关，如有的作者只报道了指南中证据和推荐意见相关内容，忽视方法学及指南应用情况的内容报道。也可能与国内杂志限制报告篇幅有关。

2. 我国临床护理实践指南发展对策

目前国内可以以4个方面为牵头者进行指南制定的研究，分别为专业组织、各级护理学会、护理专职研究者（建议为护理专业博士研究生）、各级护理管理者。牵头者再联合多学科合作者参与，从而避免所形成指南的学科片面性。同时不能忽视患者的参与，强调制定指南时从患者的角度考虑问题，并保证指南以清晰和容易被理解的语言进行陈述。另外，也可建立指南注册与管理结构，全程质控指南制作过程及督促指南的更新，真正并持续将高质量的证据源源不断融入临床护理实践。建议指南研发路径图见图5-7-3。

利用护理最佳证据指导临床护理实践是提高护理质量规范护理行为的必经之路。临床护理实践指南可以将护理证据与临床实践有机结合起来，其方法学及报告学质量均应该被重视。应大力发展以证据为基础的临床实践指南，为护理工作提供更客观、科学的指导意见，同时也应该重视系统性推广护理指南。

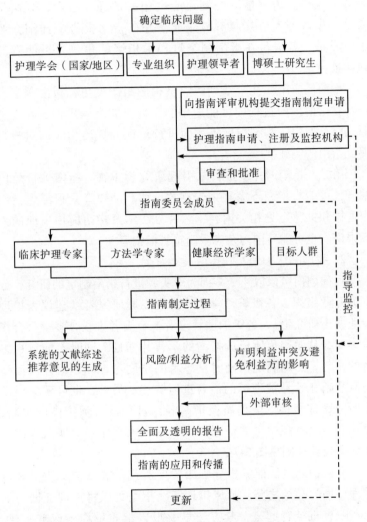

图 5-7-3　护理实践指南建议研发路径

参 考 文 献

[1] 曾宪涛，Joey S. W. Kwong，孙燕，等. 什么是循证医学? 湖北医药学院学报，2013，32（1）：303-307.

[2] 詹思延. 临床指南研究与评价工具简介. 中国循证儿科杂志，2007，2（5）：375-377.

[3] 谢利民，王文岳.《临床指南研究与评价系统Ⅱ》简介. 中西医结合学报，2012，10（2）：160-165.

[4] 赵亚利，崔树起. 国际临床实践指南的研究进展. 全科医师临床与教育，2004，2（3）：176-178，184.

[5] 唐再丽，兰小筠. 我国临床实践指南的计量分析. 医学信息学杂志，2012，33（5）：49.

[6] 郑家伟，周琴，王延安，等. 口腔颌面部血管瘤治疗指南. 中国口腔颌面外科杂志，2011，9（1）：61-67.

[7] 曾宪涛，孙竹，汤红明. Meta 分析系列之十：合格标准的制定. 中国循证心血管医学杂志，2013，5（1）：6-9.

[8] 杨振华. 指南与循证医学. 中国循证医学杂志，2004，4（11）：747-749.

[9] 刘道践，陈俊国，李源，等. 一个中国化医学临床指南评价工具的研发. 中国医学装备，2012，9（9）：11-14.

[10] 曾宪涛，吴凡，邬兰，等. 中国口腔医学领域临床实践指南的循证评价. 中国循证医学杂志，2015，15（3）：264-269.

[11] 吴凡，华炜，赵婉秋，等. AGREE Ⅱ工具在评价口腔临床实践指南质量中的应用. 湖北医药学院学报，2014，33（3）：225-229.

[12] 陈尹，胡世莲，李幼平，等. 全球药物干预治疗高血压合并其他疾病指南的系统评价. 中国循证医学杂志，2012，12（12）：1446-1462.

[13] 陈尹，胡世莲，李幼平，等. 全球药物干预治疗单纯性高血压指南的系统评价. 中国循证医学杂志，2012，12（10）：1180-1194.

[14] 中国中医科学院，中国针灸学会主编. 中医循证临床实践指南-针灸

分册. 第 1 版. 北京：中国中医药出版社，2011.

[15] 詹思延. 临床指南研究与评价工具简介. 中国循证儿科杂志，2007，2（5）：375-377.

[16] 彭唯娜，刘保延，王晶，等. 带状疱疹针灸临床实践指南. 见：中国中医科学院，中国针灸学会主编. 中医循证临床实践指南-针灸分册. 第 1 版. 北京：中国中医药出版社，2011，20-44.

[17] 梁繁荣，李瑛，吴曦，等. 贝尔面瘫针灸临床实践指南. 见：中国中医科学院，中国针灸学会主编. 中医循证临床实践指南-针灸分册. 第 1 版. 北京：中国中医药出版社，2011，45-101.

[18] 赵宏，郭旭，柏巧玲，等. 抑郁症针灸临床实践指南. 见：中国中医科学院，中国针灸学会主编. 中医循证临床实践指南-针灸分册. 第 1 版. 北京：中国中医药出版社，2011，102-123.

[19] 赵吉平，王军，刘保延，等. 中风假性球麻痹针灸临床实践指南. 见：中国中医科学院，中国针灸学会主编. 中医循证临床实践指南-针灸分册. 第 1 版. 北京：中国中医药出版社，2011，124-141.

[20] 吴中朝，杨金洪，王京京，等. 偏头痛针灸临床实践指南. 见：中国中医科学院，中国针灸学会主编. 中医循证临床实践指南-针灸分册. 第 1 版. 北京：中国中医药出版社，2011，142-162.

[21] 韦当，王小琴，吴琼芳，等. 2011 年中国临床实践指南质量评价. 中国循证医学杂志，2013，13（6）：760-763.

[22] 詹思延. 临床实践指南的制定应当科学、规范. 中华儿科杂志，2009，47（3）：163-166.

[23] 梁繁荣，吴曦，李瑛. 中国循证针灸学研究现状与展望. 天津中医药，2006，23（6）：441-444.

[24] 刘鸣，杨杰，王一平. 对循证指南制定方法及临床应用的新思考. 中国循证医学杂志，2009，9（2）：127-128.

[25] 陈耀龙，李幼平，杜亮，等. 医学研究中证据分级和推荐强度的演进. 中国循证医学杂志，2008，8（2）：127-133.

[26] 李胜，曾宪涛，郭毅，等. 经尿道等离子腔内剜除术与经尿道等离子双极电切术比较治疗良性前列腺增生的 Meta 分析. 中国循证医学杂

志，2011，11（10）：1172-1183.

[27] 王行环. 提高等离子经尿道前列腺电切手术安全性的技术要领（附光盘）. 现代泌尿外科杂志，2014，19（9）：563-566.

[28] 李胜，王行环. 等离子体双极电切系统在前列腺增生症手术治疗中的应用及研究进展. 中华临床医师杂志（电子版），2011，5（20）：6089-6093.

[29] Acuña-Izcaray A, Sánchez-Angarita E, Plaza V, et al. Quality assessment of asthma clinical practice guidelines: a systematic appraisal. Chest, 2013, 144（2）：390-397.

[30] Alonso-Coello P, Irfan A, Solà I, et al. The quality of clinical practice guidelines over the last two decades: a systematic review of guideline appraisal studies. Qual Saf Health Care, 2010, 19（6）：e58.

[31] Al-Ansary LA1, Tricco AC, Adi Y, et al. A systematic review of recent clinical practice guidelines on the diagnosis, assessment and management of hypertension. PLoS One, 2013, 8（1）：e53744.

[32] Burgers JS, Grol R, Klazinga NS, et al. Towards evidence-based clinical practice: an international survey of 18 clinical guideline programs. Int J Qual Health Care, 2003, 15（1）：31-45.

[33] Brouwers MC, Kho ME, Browman GP, et al. AGREE II: advancing guideline development, reporting and evaluation in health care. CMAJ, 2010, 182（18）：E839-842.

[34] Berry SJ, Coffey DS, Walsh PC, et al. The development of human benign prostatic hyperplasia with age. J Urol, 1984, 132（3）：474-479.

[35] Chen YL, Yao L, Xiao XJ, et al. Quality assessment of clinical guidelines in China: 1993 ~ 2010. Chin Med J（Engl）, 2012, 125（20）：3660-3664.

[36] Chen Y, Hu S, Wu L, et al. Clinical practice guidelines for hypertension in China: a systematic review of the methodological quality. BMJ Open, 2015, 5（7）：e008099.

[37] Chen Y, Hu S, Li Y, et al. Systematic review of hypertension clinical

practice guidelines based on the burden of disease: a global perspective. J Evid Based Med, 2014, 7 (1): 52-59.

[38] Eccles MP, Grimshaw JM, Shekelle P, et al. Developing clinical practice guidelines: target audiences, identifying topics for guidelines, guideline group composition and functioning and conflicts of interest. Implementation Science, 2012, 7 (1): 1-8.

[39] Gagliardi AR, Brouwers MC. Do guidelines offer implementation advice to target users? A systematic review of guideline applicability. BMJ Open, 2015, 5 (2): e007047.

[40] Guess HA, Arrighi HM, Metter EJ, et al. Cumulative prevalence of prostatism matches the autopsy prevalence of benign prostatic hyperplasia. Prostate, 1990, 17 (3): 241-246.

[41] He J, Gu D, Chen J, et al. Premature deaths attributable to blood pressure in China: a prospective cohort study. Lancet, 2009, 374: 1765-1772.

[42] Hu J, Chen R, Wu S, et al. The quality of clinical practice guidelines in China: a systematic assessment. J Eval Clin Pract, 2013, 19 (5): 961-967.

[43] Jiang M, Liao LY, Liu XQ, et al. Quality Assessment of Clinical Practice Guidelines for Respiratory Diseases in China: A Systematic Appraisal. Chest, 2015, 148 (3): 759-766.

[44] Norris SL, Holmer HK, Ogden LA, et al. Conflict of interest in clinical practice guideline development: a systematic review. PLoS One, 2011, 6 (10): e25153.

[45] Novara G, Galfano A, Gardi M, et al. Critical review of guidelines for BPH diagnosis and treatment strategy. European Urology Supplements, 2006, 5 (4): 418-429.

[46] Vlayen J, Aertgeerts B, Hannes K, et al. A systematic review of appraisal tools for clinical practice guidelines: multiple similarities and one common deficit. Int J Qual Health Care, 2005, 17 (3): 235-242.

[47] Wu Y, Huxley R, Li L, et a. Prevalence, awareness, treatment, and control of hypertension in China: data from the China National Nutrition and Health Survey 2002. Circulation, 2008, 118 (25): 2679-2686.

[48] Watine J, Friedberg B, Nagy E, et al. Conflict between guideline methodologic quality and recommendation validity: a potential problem for practitioners. Clin Chem, 2006, 52 (1): 65-72.

[49] Woolf SH, Grol R, Hutchinson A, et al. Clinical guidelines: potential benefits, limitations, and harms of clinical guidelines. BMJ, 1999, 318 (7182): 527-530.

[50] Zeng X, Zhang Y, Kwong JS, et al. The methodological quality assessment tools for preclinical and clinical studies, systematic review and meta-analysis, and clinical practice guideline: a systematic review. J Evid Based Med, 2015, 8 (1): 2-10.